Mirjam Michaelis

Yoga auf dem Stuhl

Grundlagen und Übungen für die Pflege

VINCENTZ
Wir entwickeln Fachwissen

Bibliografische Information der Deutschen Nationalbibliothek

Die Deutsche Bibliothek verzeichnet diese Publikation in der Deutschen Nationalbibliografie; detaillierte bibliografische Daten sind im Internet über http://dnb.d-nb.de abrufbar.

Sämtliche Angaben und Darstellungen in diesem Buch entsprechen dem aktuellen Stand des Wissens und sind bestmöglich aufbereitet.

Der Verlag und der Autor können jedoch trotzdem keine Haftung für Schäden übernehmen, die im Zusammenhang mit Inhalten dieses Buches entstehen.

Besuchen Sie uns im Internet: www.aktivieren.net

Titelfoto: Désirée Peikert

Fotos Innenteil: Désirée Peikert

Druck: Gutenberg Beuys Feindruckerei GmbH, Langenhagen

ISBN 978-3-7486-0503-4

Mirjam Michaelis

Yoga auf dem Stuhl

Grundlagen und Übungen für die Pflege

Inhaltsverzeichnis

Unter
https://www.aktivieren.net/downloads_buecher/downloads erhalten Sie ein Video, das die Arbeit der Autorin zeigt.

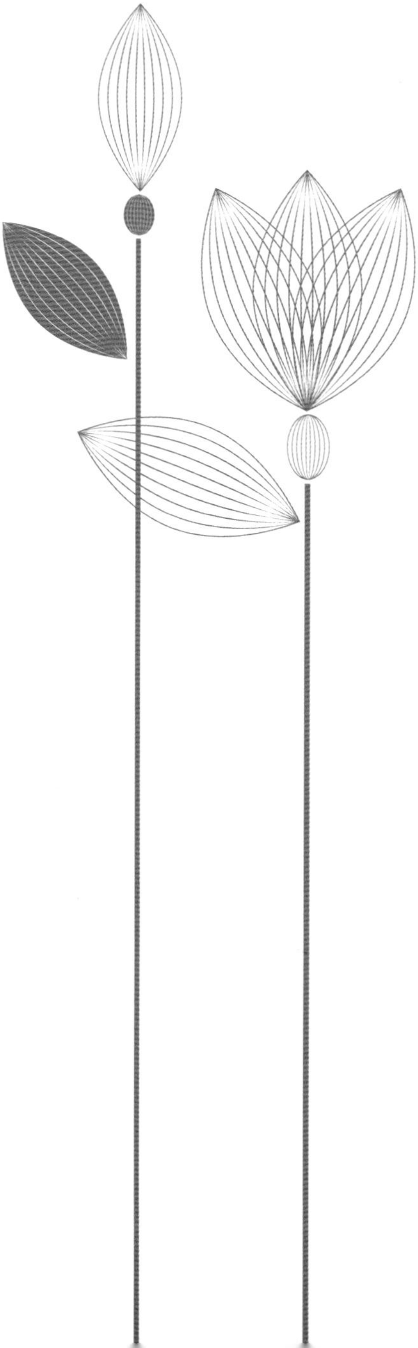

Vorwort

In der täglichen Arbeit als Einrichtungsleitung einer Seniorenresidenz stehen die Wünsche der Bewohner:innen, die Gesundheit und das Wohlbefinden der anvertrauten Menschen jederzeit im Mittelpunkt des eigenen Handelns. Dabei beobachten wir vermehrt, dass die Bedürfnisse und Ansprüche der Senior:innen sich zunehmend verändern. Soziale Angebote, wie Gymnastik, Zeitungsrunde und Gedächtnistraining, wirken zunehmend überholt und antiquiert. Neben dem Einzug von digitalen Inhalten sind in der sozialen Betreuung auch Angebote gefragt, welche gleichzeitig die körperlichen und kognitiven Fähigkeiten fördern und mobilisieren. Unsere Aufgabe ist es, in diesem Zusammenhang passgenaue und adäquate Lösungen für unsere Bewohner:innen anzubieten.

Mit der Berufserfahrung als gelernte Altenpflegerin versteht Mirjam Michaelis es besonders, entsprechende Yoga-Übungen auf die Bedürfnisse und körperlichen Fähigkeiten unserer Bewohner:innen anzupassen. Yoga auf dem Stuhl bietet deshalb auch Menschen mit einer eingeschränkten Mobilität die Möglichkeit der Teilhabe. Die Rückmeldungen und das Feedback der Senior*innen sind eindeutig. Yoga hat einen überaus positiven Einfluss auf das Wohlbefinden und erweitert in diesem Zusammenhang unser Portfolio der sozialen Betreuung um einen weiteren wesentlichen Bestandteil.

Ich möchte Sie damit herzlich einladen, sich aktiv mit dem Thema Yoga für Senior:innen auseinanderzusetzen.

Ihr
Philipp Wanke

Danksagung

Ich möchte mich bei Ihnen bedanken.

- Danke dafür, dass Sie sich für das Thema Yoga auf dem Stuhl interessieren.
- Danke dafür, dass Sie dem Thema Yoga die Chance geben, auch für Menschen mit körperlichen Einschränkungen zugänglich zu sein.
- Danke, dass Sie dieses Buch in den Händen halten und meiner Arbeit somit den tieferen Sinn geben, Yoga auf dem Stuhl in die Welt hinauszutragen.

Wenn Sie Fragen oder Anregungen haben, schreiben Sie mir doch gerne eine eMail unter **mirisway@gmx.de**

Ich freue mich sehr, von Ihnen zu hören, und wünsche Ihnen alles Gute, bleiben Sie gesund und haben Sie weiterhin Spaß beim Yoga auf dem Stuhl.

Namasté
Ihre Mirjam Michaelis

Einführung

Yoga – was ist das?

Yoga ist eine alte indische Lehre, deren wörtliche Bedeutung aus der indisch-hinduistischen Sprache Sanskrit stammt und so viel wie zusammenbinden, vereinigen, integrieren heißt.

Beim Yoga handelt es sich um ein philosophisches System mit körperlichen und geistigen Übungen. In Deutschland wurde Yoga im Zuge der Hippie-Bewegung der 60er-Jahre immer bekannter.

Es gibt viele verschiedene Yogaarten. Zu den bekanntesten gehören z.B: Hatha, Ashtanga, Kundalini und Vinyasa-Yoga. Die Übungen in diesem Buch sind eine Mischung aus vielen verschiedenen Yogastilen.

Die wohltuende Wirkung von Yoga entsteht im Zusammenspiel von:

- körperlichen Übungen, den sogenannten Asanas (Asana = der Sitz),
- Atemtechniken, genannt Pranayama
  (Prana = Atem/Lebensenergie, Yama = steuern/lenken) und
- der Entspannungs-Meditation (= die Mitte finden).

Diese drei Bereiche werden im Yoga in Einklang gebracht.

Durch regelmäßige Yogaübungen werden körperliche Beschwerden gelindert, die Beweglichkeit verbessert, die Lebensenergie gesteuert und der Geist zur Ruhe gebracht.

Alles kann sanft und entspannend, aber auch herausfordernd und anstrengend praktiziert werden – an jedes körperliche Bedürfnis angepasst.

Klassischer Weise wird Yoga auf einer Yogamatte praktiziert. Doch im Laufe der Jahre haben sich viele verschiedene Arten entwickelt, z. B. Arial Yoga, hier hängt man in Tüchern unter der Decke, oder SUP Yoga, wo man die Übungen auf einem Surfbrett ausübt, und natürlich mein Yoga auf dem Stuhl.

Ich hoffe sehr, dass ich Ihnen mit diesem Buch meine Freude am Yogaanleiten näherbringen kann und Sie auch so viel Spaß wie ich dabei haben.

Warum Yoga im Alter?

Über die Hälfte der Personen im Alter von 64 – 69 Jahren haben zwei bis vier Erkrankungen gleichzeitig und mit steigendem Alter kommen weitere dazu.

Die häufigsten sind z. B. Bluthochdruck, Rheuma, Arthrose, Herz-Kreislauf-Erkrankungen, Erkrankungen des Bewegungsapparates, Erkrankungen der Atemwege, wie z. B. COPD etc.

Auch mentale Veränderungen können auftreten, z. B. Einsamkeit, Demenz oder Depressionen. Hinzu kommt, dass im Alter Stürze, Verkehrsunfälle und Haushaltsunfälle zunehmen.

Richtig ausgeführt, bewirkt Yoga im Alter:

- mehr Lebensfreude,
- Entspannung,
- ein besseres Körpergefühl,
- eine aufrechtere Haltung,
- dass der Muskelabbau verlangsamt wird und wieder ein Muskelaufbau stattfindet,
- eine verbesserte Koordination und Gedächtnisleistung
- eine verbesserte Atmung,
- eine höhere Akzeptanz dem eigenen Alter gegenüber,
- einen verbesserten Gleichgewichtssinn.

Gerade im Alter stellt Yoga auf dem Stuhl eine ideale Form der Bewegung dar. Aufgrund der langsamen und achtsamen Bewegungen werden Verletzungen minimiert und das Gefühl zum eigenen Körper gestärkt. Anders als bei vielen anderen „Sportarten" kann Yoga individuell an jeden angepasst werden. Durch den ganzheitlichen Ansatz von Körper, Geist und Seele sowie der Atemübungen stellt sich schon nach kurzer Zeit Wohlbefinden ein.

Alles in allem ist Yoga ein körperliches Training, das auch die Psyche anspricht und rundum gut tut.

Yoga auf dem Stuhl

Das Niederknien auf der Yogamatte und das Wiederaufstehen sind körperlich nicht mehr für jeden möglich. Sei es aufgrund von medizinischen Einschränkungen, Schwindel oder Unwohlsein im flachen Liegen. Die Beweggründe sind so unterschiedlich wie wir Menschen.

Yoga auf dem Stuhl bietet somit eine hervorragende Alternative, denn die positive Wirkung des Yogas kann auch auf dem Stuhl erzielt werden.

Das Einzige, was man braucht, ist ein Stuhl.

Die Übungen in diesem Buch können von jedem, wenn auch noch so ungelenkig, ausprobiert werden, um zu sehen, wie sie für jeden individuell ausführbar sind.

Wenn z. B. die Arme nicht mehr so mitmachen, dann konzentrieren Sie sich auf Übungen, die machbar sind. Und wenn körperlich so starke Einschränkungen bestehen, dass die Übungen nicht durchführbar sind, bleiben immer noch die Entspannung und Atemübungen. Auch um Frustration zu vermeiden.

Wichtig ist hier: Nichts muss, alles kann.

Dieses Buch ist so aufgebaut, wie ich auch meine Yogastunden abhalte.

Ich beginne mit einer Entspannung und Atemübung, dann wird der Körper von Kopf bis zu den Füßen mobilisiert und ich ende wieder mit einer Entspannung. Diese Abfolge hat sich für mich bewährt, ist aber keine starre Regel und darf abgewandelt werden.

Ist das Licht des Yoga einmal angezündet, verlischt es nie mehr. Je intensiver Sie üben, desto heller wird die Flamme leuchten. B.K.S. Iyengar

Meiner Meinung nach steht Yoga auf dem Stuhl dem auf der Matte in nichts nach.

1

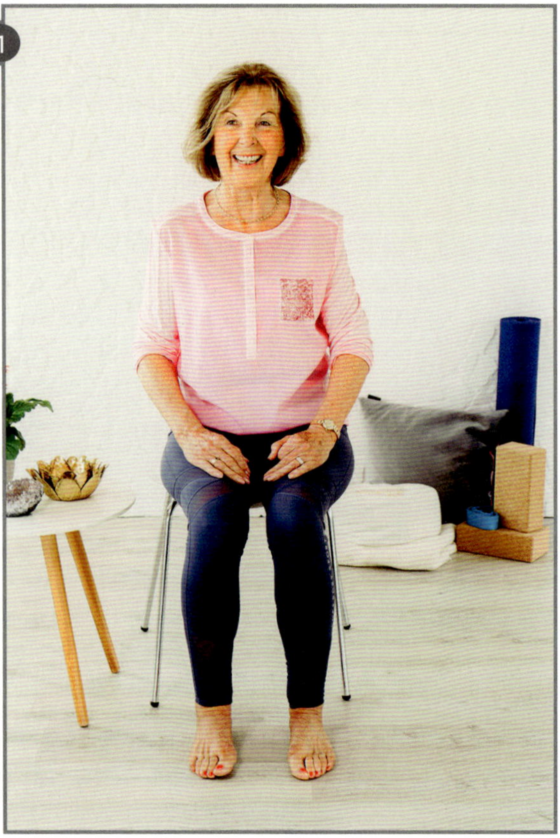

2

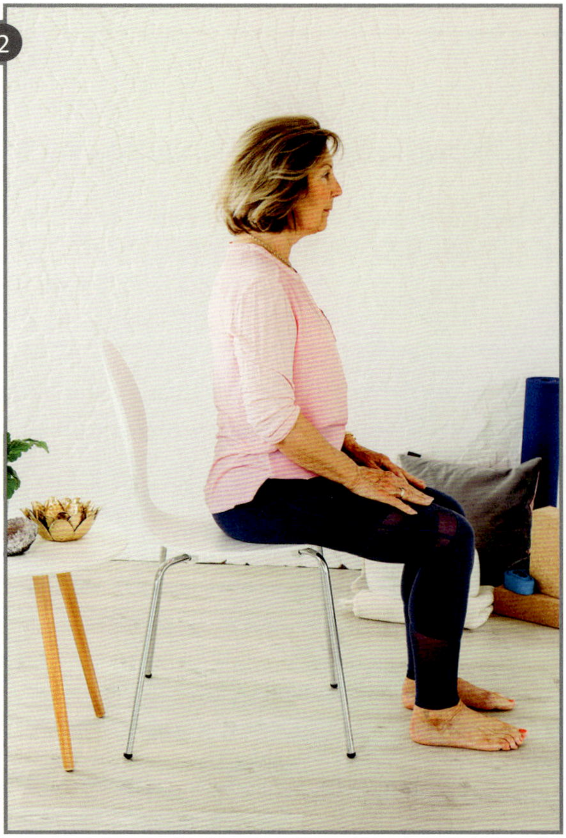

3

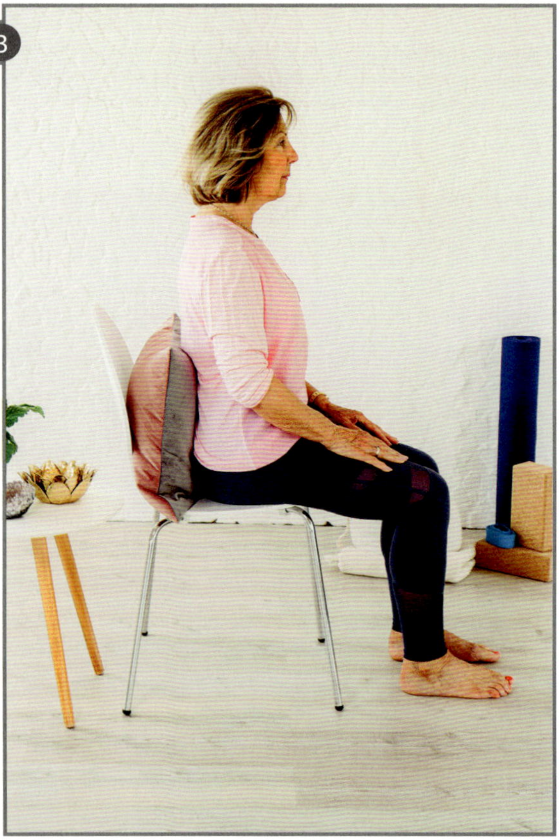

Yoga Übungen anleiten

Der aufrechte Sitz – die Basis

Der Stuhl

Dieser sollte im Idealfall keine Armlehnen haben, damit ausreichend Bewegungsfreiheit besteht. Vier Stuhlbeine und eine Rückenlehne, die, wenn möglich, unter den Schulterblättern endet. Wenn aber nur ein anderer Stuhl zu Verfügung steht, z. B. bei Rollstuhlfahrer:innen, ist das auch in Ordnung. In den Senioreneinrichtungen, in denen ich Yoga auf dem Stuhl anbiete, nutze ich die Stühlen, die vorhanden sind. Hocker sind nicht geeignet, da die Möglichkeit fehlt, sich anzulehnen. Die Füße sollten den Boden mit der ganzen Sohle berühren. Falls die Beine zu kurz sind, legen Sie ein Kissen unter die Füße der Teilnehmer:innen.

Wenn es für die Teilnehmer:innen angenehmer ist, kann auch ein Kissen oder eine Decke unter das Gesäß oder in den Rücken gelegt werden.

Die Sitzposition:

- auf dem vorderen Drittel des Stuhles sitzen,
- das Körpergewicht liegt genau mittig auf den Sitzbeinhöckern,
- nicht vor den Sitzbeinhöckern (Hohlkreuz) oder dahinter (runder unterer Rücken) sitzen,
- die Füße stehen hüftbreit, die Fußsohle hat guten Kontakt zum Boden,
- die Oberschenkel sind hüftbreit,
- die Knie zeigen in Richtung der Fußspitzen,
- die Wirbelsäule ist aufrecht,
- die Scheitelkrone zieht in Richtung Himmel,
- das Brustbein wird leicht angehoben,
- das Kinn senkt sich leicht in Richtung Brustbein, so dass der Nacken gestreckt ist,
- die Hände liegen locker auf den Oberschenkeln, gerne mit den Handflächen nach oben.

Wenn die Teilnehmenden es erlauben, streichen Sie ihnen den Rücken von der Lendenwirbelsäule bis zum Nacken sanft einmal nach oben aus, um sie bei der Aufrichtung zu unterstützen.

Tipp: Wenn es zu anstrengend ist, diese Position aufrechtzuhalten, können sich die Teilnehmer:innen zwischendurch immer wieder anlehnen.

Die Atmung (Pranayama)

Vielleicht haben Sie schon mal ein Baby oder einen Hund beim Schlafen beobachtet. Bei ihnen heben und senken sich der Brustkorb und die Bauchdecke beim Atmen. Ganz von alleine und ganz natürlich. Gerade bei Senior:innen ist das leider nicht immer so. Meist atmen sie zu flach, unregelmäßig und nicht lang genug aus.

Kommen noch Schmerzen und Stress hinzu, atmen sie oft gepresst und angestrengt. So wird der Körper beim **Einatmen** mit zu wenig Sauerstoff versorgt und beim **Ausatmen** nicht ausreichend durch den Ausstoß von Kohlendioxid entgiftet. **Der Atem ist ein Spiegel unserer körperlichen und seelischen Verfassung.**

Jeder Mensch kann Yoga üben, solange er atmet. — Sri Patthabi Jois

Das richtige Atmen beim Yoga auf dem Stuhl

Wenn es geht, wird durch die Nase eingeatmet (ansonsten durch den Mund) und durch den Mund wieder aus. Das **Ausatmen** sollte immer etwas länger sein als das **Einatmen** – z. B. bis vier zählen beim **Einatmen** und bis acht beim **Ausatmen**.

Dies ist nur eine Hilfestellung, keine starre Regel. Wichtig ist, dass die Teilnehmer:innen im eigenen Tempo atmen und der Atem fließt.

Der Atem sollte nie angehalten werden. Wenn eine Übung so anstrengend wird, dass das Atmen schwerfällt, sollten Sie mit der Übung aufhören.

Die tiefe Bauchatmung

Die tiefe Bauchatmung ist eine hervorragende Übung, um die eigene Atmung wieder richtig zu spüren und zu kontrollieren. Diese Übung kann vor der Yogaeinheit für ein paar Atemzüge gemeinsam geübt werden.

Die Teilnehmer:innen setzen sich bequem auf ihren Stuhl und entspannen die Bauchdecke. Nun legt jeder seine Hände auf die Bauchdecke. Beim Einatmen hebt sich die Bauchdecke und drückt gegen die Hände, ausatmend senkt sich die Bauchdecke wieder.

1

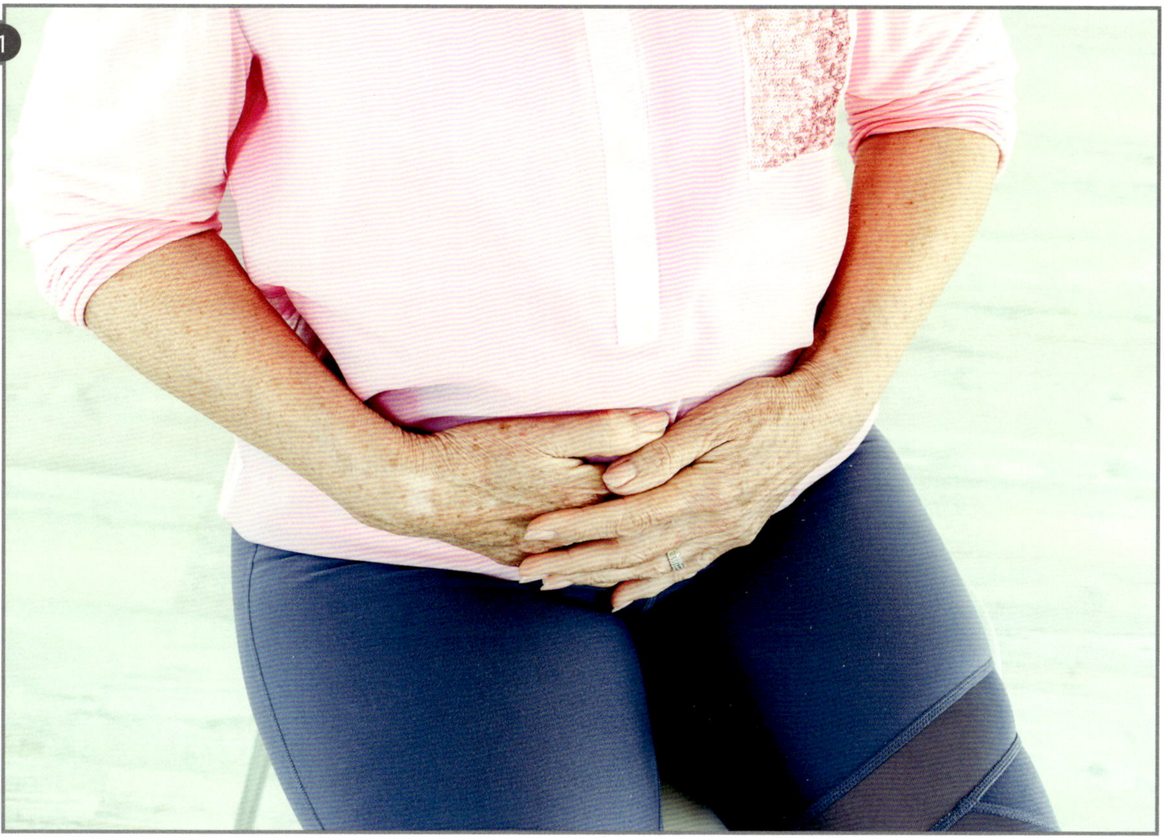

2

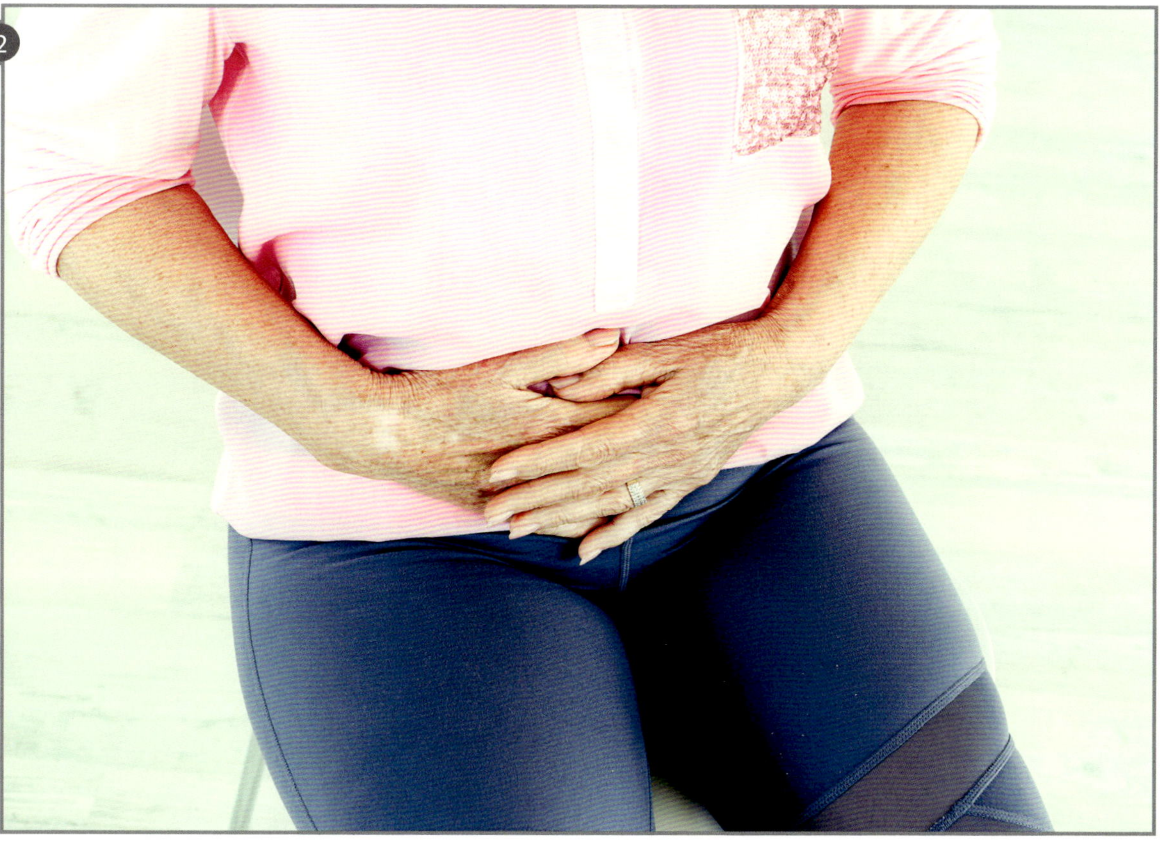

Die Gebetshaltung (Anjali Mudra)

Diese Übung hat wahrscheinlich jeder schon mal irgendwo gesehen.

Für westliche Gemüter kann sie schnell etwas befremdlich wirken und mit dem Glauben an eine fremde Religion verbunden werden.

Doch diese Haltung ist so viel mehr als eine Yogaübung!

Im Hinduismus ist sie ein Begrüßungsritual oft in Verbindung mit dem Wort Namasté.

Namasté bedeutet so viel wie „das göttliche Licht in mir grüßt das göttliche Licht in dir".

Meine Yogaschüler und ich sagen dieses Wort am Ende der Yogastunde – und einmal erklärt warum, wieso, weshalb … lieben die Yogaschüler dieses Ritual.

Probieren Sie es doch mal aus.

Hinzukommt, dass die Haltung die linke und die rechte Gehirnhälfte miteinander verbindet und somit der tiefen Entspannung dienlich ist.

Auch die Position vor dem Herzen ist nicht zufällig gewählt. Das Energiezentrum der Liebe sorgt für einen friedlichen Geist. Oft erlebe ich, wie diese Haltung den Menschen sofort ein Lächeln auf die Lippen zaubert.

Du lächelst und die Welt verändert sich. *Dalai Lama*

Das Nachspüren

Ich werde in diesem Buch immer wieder das Wort „Nachspüren" erwähnen.

Damit ist gemeint, dass der Teilnehmende sich die Zeit nimmt, z. B. vor und nach der Yogastunde aber auch zwischen den einzelnen Übungen, in sich hinein zu horchen.

Dabei geht es darum, Veränderungen im Körper aber auch in der Gefühlslage wahrzunehmen.

Waren die Schultern beispielsweise vor der Übung noch verspannt, können sie nach einer Übung für diesen Bereich schon viel entspannter und lockerer sein, dieses zu erkennen ist unheimlich wichtig. Wenn das gelingt, ist der Teilnehmende in der Lage, auch außerhalb der Yogastunde festzustellen, dass er wieder verspannt, gestresst etc. ist. Dann kann er Maßnahmen, wie z. B. die passenden Yogaübungen, die tiefe Atmung oder nur ein kurzes Innehalten, selbstständig anwenden, um eine Verbesserung herzuführen.

Dies ist meiner Meinung nach der „wahre Sinn" des Yoga.

Meine 10 Tipps für erfolgreiches Yoga auf dem Stuhl mit Senior:innen

1. Achten Sie darauf, dass Sie ungestört Yoga praktizieren können, z. B. alle Handys aus.
2. Lüften Sie den Raum vorher, damit frische Luft vorhanden ist.
3. Nehmen Sie sich am Anfang nicht zu viel vor. Lieber ein paar kleine Übungen ruhig und achtsam ausgeführt als zu viele hektisch.
4. Erinnern Sie die Teilnehmenden immer wieder daran, aufrecht zu sitzen, wenn diese es können.
5. Sprechen Sie klar und deutlich.
6. Falls die Teilnehmenden am Ende nicht so gerne die Augen schließen oder entspannen, halten Sie immer eine kleine Geschichte parat, die Sie vorlesen können. Auch das ist dann ein schöner Abschluss.
7. Gehen Sie immer wieder auf die Wünsche der Teilnehmer ein. Das macht Ihren Yogaunterricht dynamisch und entspannter.
8. Gestalten Sie Ihren Unterricht nicht zu spirituell. Das kann ältere Menschen abschrecken.
9. Mit den Yogaübungen bis ca.1 Stunde nach der letzten Mahlzeit warten.
10. Erinnern Sie die Teilnehmenden immer wieder daran, den Atem fließen zu lassen und die Luft NICHT anzuhalten.

1

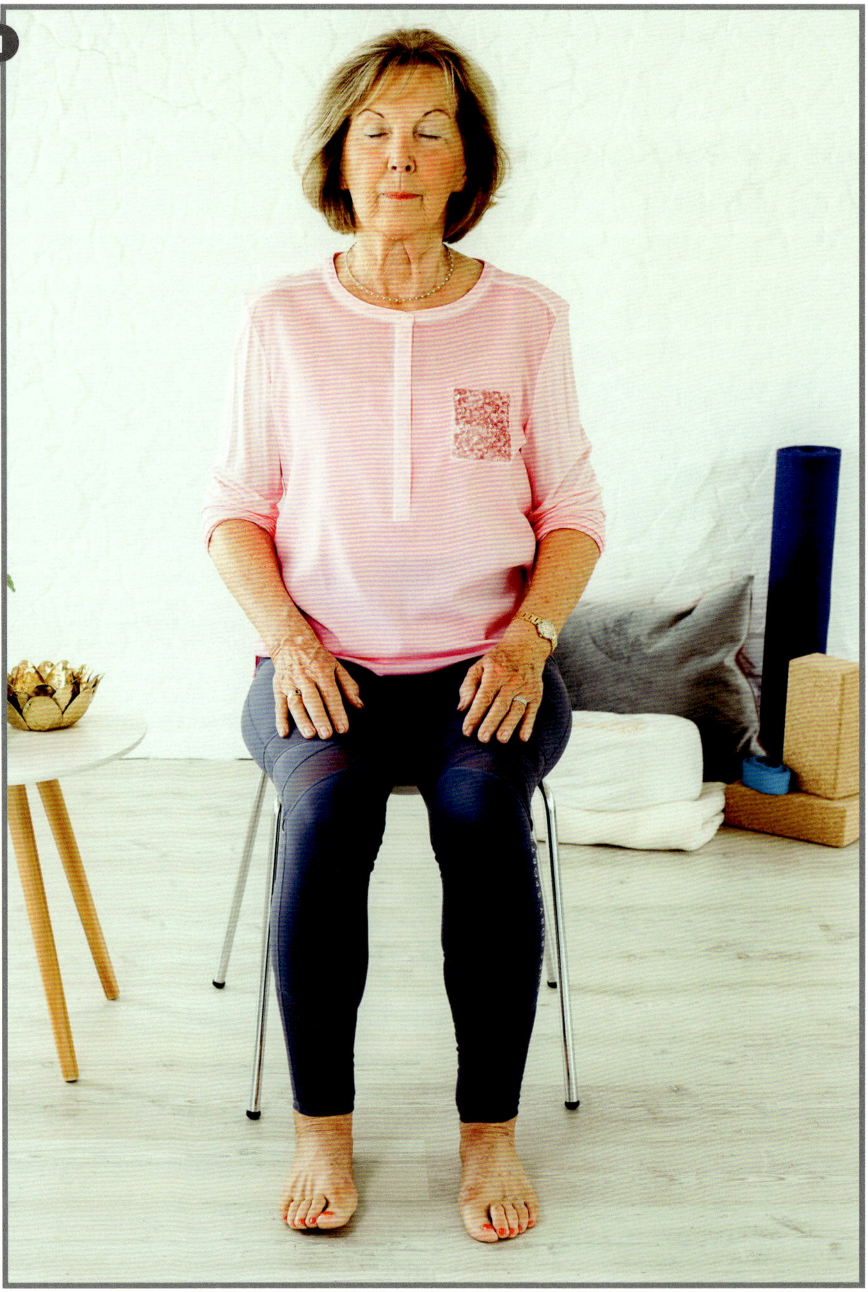

Die Anfangsentspannung

Die Teilnehmenden sitzen auf ihren Stühlen und lehnen sich entweder bequem an oder sitzen im aufrechten Sitz.

Die Füße sind hüftbreit aufgestellt, die Arme liegen locker mit den Händen auf den Oberschenkeln.

Wenn es den Teilnehmenden möglich ist, schließen diese die Augen, wenn nicht, dann schauen sie ca. zwei Meter vor sich auf den Boden, damit ihre Augenlieder etwas gesenkt sind und sie nicht so abgelenkt werden.

Erinnern Sie die Teilnehmenden immer wieder daran, dass die **Ausatmen** etwas länger als die **Einatmen** sein darf.

Nun stellen Sie mit ruhiger Stimme die Frage so, dass der Teilnehmende sich innerlich selbst fragt und seinen Körper bewusst wahrnimmt.

- Wie fühlen Sich meine Füße heute an?
- Wie fühlen sich meine Beine heute an?
- Wie fühlt sich mein Gesäß heute an?
- Wie fühlt sich mein Bauch heute an?
- Wie fühlt sich mein Rücken heute an?
- Wie fühlen sich meine Schulter, Arme, Hände und Finger heute an?
- Wie fühlt sich mein Kopf an?

Lassen Sie zwischen den Fragen danach, wie sich die einzelnen Körperteile anfühlen, ein paar Atemzüge verstreichen, um den Teilnehmenden die Zeit zu geben in sich hineinzufühlen. Danach können die Teilnehmenden ihre Augen wieder langsam öffnen.

Diese Übung kann ca. fünf bis zehn Minuten dauern.

Tipp: Lassen Sie es zu, wenn dazwischengeredet wird. Es besteht oft ein Bedürfnis, die Wahrnehmungen zu teilen. Achten Sie aber trotzdem darauf, dass es gerade in der Anfangsentspannung nicht zu unruhig wird.

Halswirbelsäule

Mobilisation der Nackenmuskulatur

Dauer 1 – 2 Min.

Wirkung:

Lockerung und verbesserte Beweglichkeit der Nackenmuskulatur.

Vorsicht bei:

Bandscheibenvorfall im Halswirbelbereich. Gerade bei älteren Menschen ist die Halswirbelsäule etwas unbeweglicher, deswegen die Übung besonders langsam und achtsam ausführen lassen.

Anleitung:

1. Ausgangsposition einnehmen (s. Foto 1).
2. **Ausatmen:** sinkt das Kinn langsam und sanft in Richtung Brustbein (s. Foto 2).
3. **Einatmen:** bewegt sich das Kinn langsam in Richtung rechter Schulter (s. Foto 3).
4. **Ausatmen:** wieder langsam in Richtung Brustbein (s. Foto 4).
5. **Einatmen:** langsam in Richtung linker Schulter (s. Foto 5).

Wichtig: Den Kopf nicht in den Nacken legen ... nur über vorne von links nach rechts mobilisieren.

Nachspüren:

Die Teilnehmenden sollten nach jeder Übung für ein paar Atemzüge mit geschlossenen Augen ruhig dasitzen und in ihren Körper hineinspüren.

Stellen Sie z. B. die Fragen:

- Wie fühlt sich mein Nacken jetzt an?
- Was für Geräusche hat meine Halswirbelsäule während der Mobilisation gemacht?
- Habe ich meinen Nacken gerade erst so richtig wahrgenommen?

Achtung: Bei Unwohl-Äußerungen die Übung abbrechen.

1

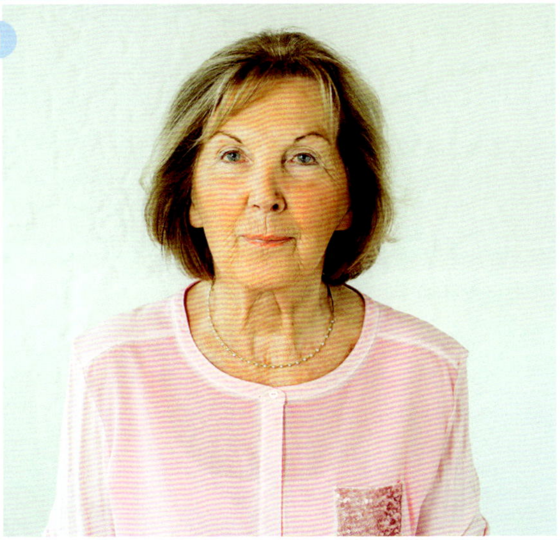

2

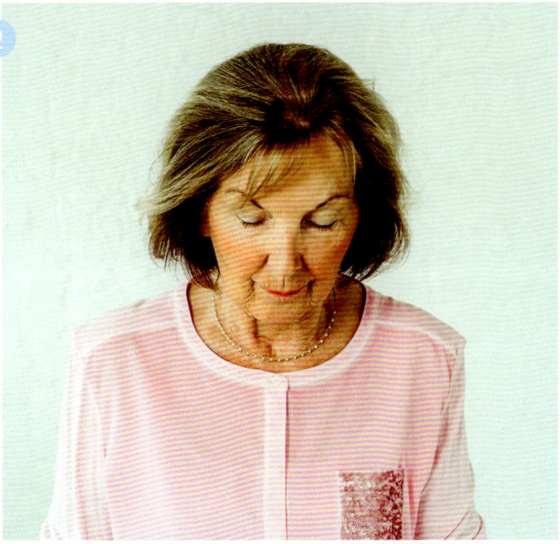

3

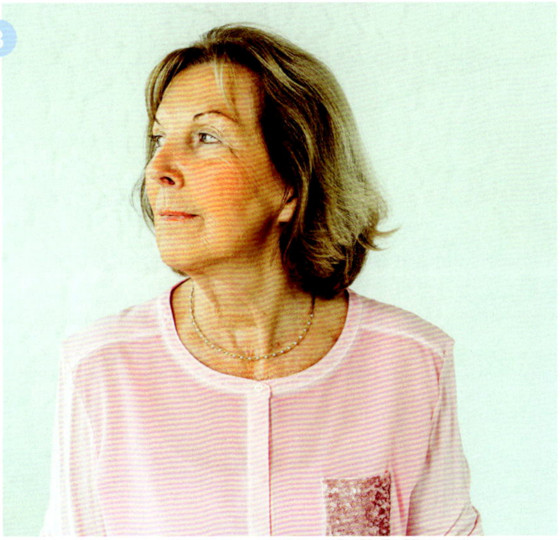

4

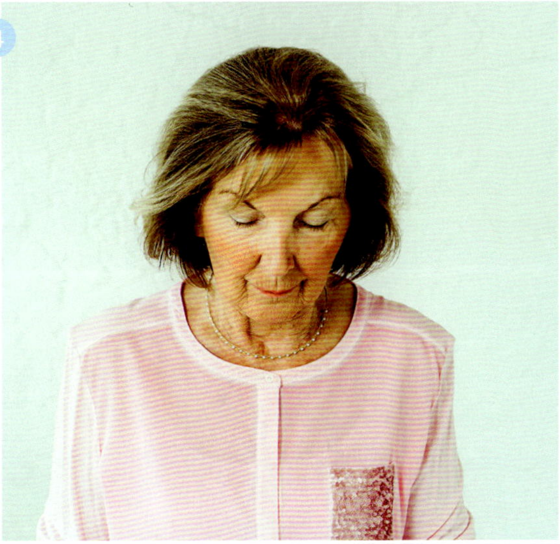

5

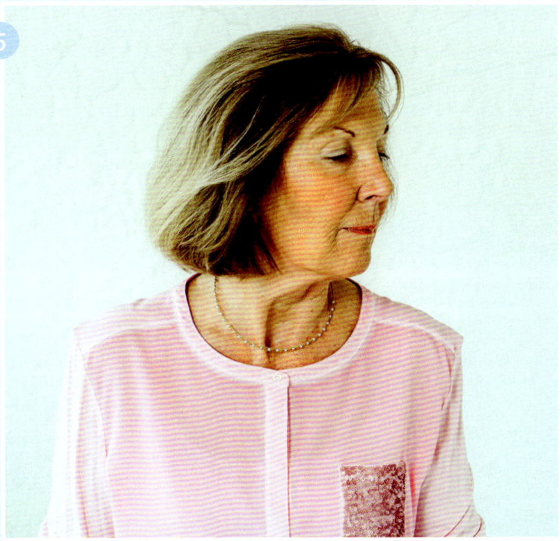

Lockerung der Nackenmuskulatur (Die liegende Acht)

Dauer 1 Min. jede Seite

Wirkung:

Lockerung und Mobilisierung der tiefliegenden Nackenmuskulatur.

Vorsicht bei:

schmerzhaften Mobilitätseinschränkungen im Nackenbereich.

Anleitung:

- Ausgangsposition einnehmen.
- Die Teilnehmenden sollen sich nun vorstellen, dass sie mit ihrer Nasenspitze eine liegende Acht nachzeichnen (s. Fotos 1 – 6).
- Erst rechts und dann linksherum.
- Während dieser Übung fließt der Atem ganz natürlich und frei.

Wichtig: Den Kopf nicht zu weit in den Nacken werfen und die Bewegung langsam und achtsam durchführen. Die Teilnehmenden zwischendurch daran erinnern, den Atem fließen zu lassen.

Nachspüren:

Die Teilnehmenden schließen die Augen und spüren in ihren Körper hinein. Stellen Sie z. B. die Fragen:

- Wie fühlt sich mein Nacken jetzt an? Vielleicht etwas wärmer oder leichter?
- Habe ich wieder Geräusche beim Mobilisieren gehört?

Achtung: Falls Schwindel oder Ähnliches geäußert wird, die Übung abbrechen.

1

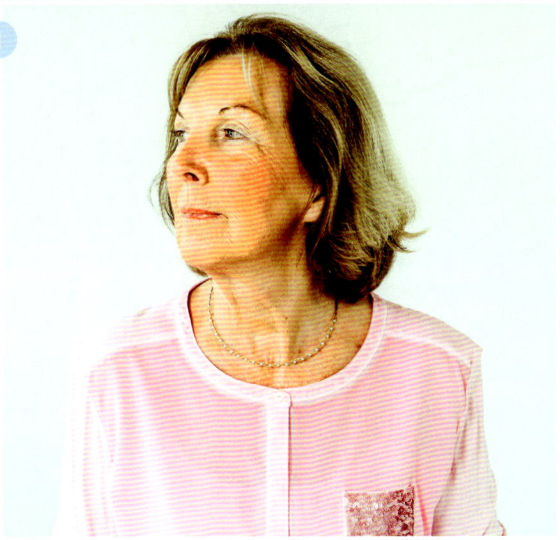

2

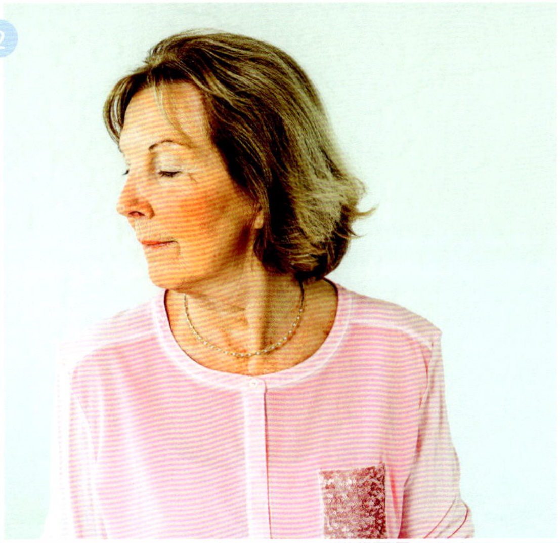

3

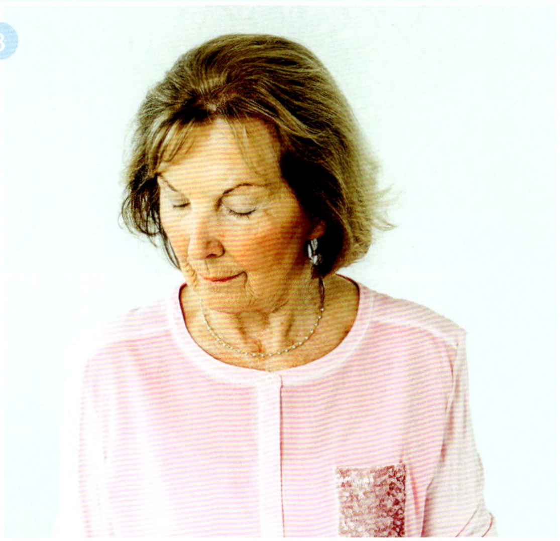

4

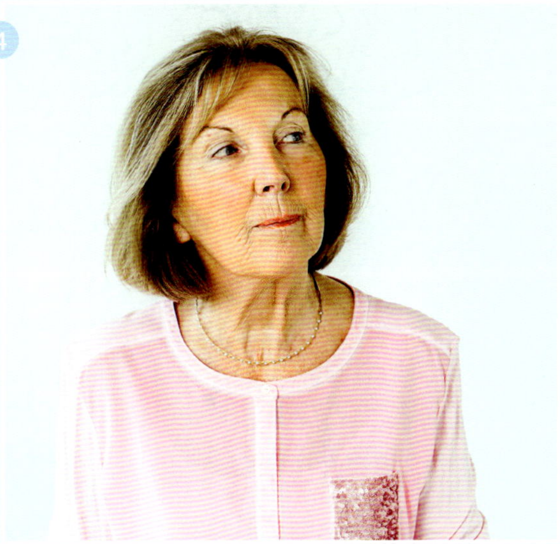

5

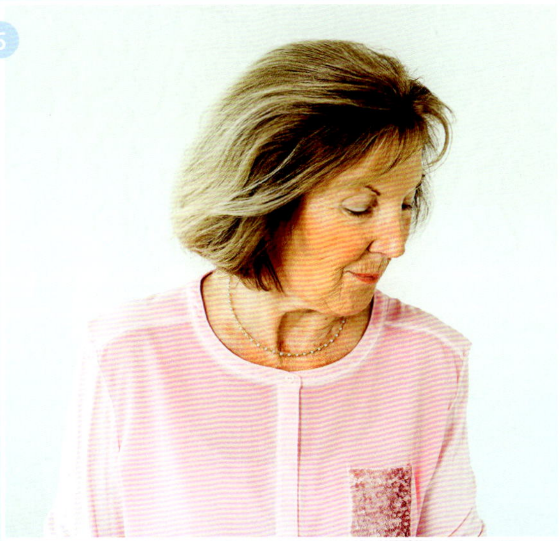

6

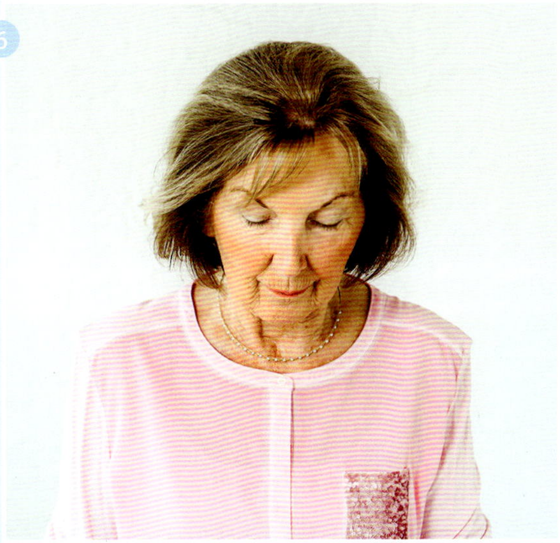

Das therapeutische Kinn

Dauer: ca. 5 – 10 Wiederholungen

Wirkung:

Länge, Entspannung und Kräftigung in der Halswirbelsäule.
Kräftigung des oberen Rückens.

Vorsicht bei:

Schmerzäußerungen und Bandscheibenvorfällen im Halswirbelbereich.

Anleitung:

Ausgangsposition einnehmen.

- **Ausatmen:** den Hinterkopf nach hinten schieben und dabei ein Doppelkinn formen, damit der Nacken lang ist (hierbei kann sich der „Schüler" vorstellen, er würde hinter sich eine Wand haben und er drückt seinen unteren Hinterkopf gegen die imaginäre Wand). Gleichzeitig versuchen, die Schulterblätter nach hinten unten zu ziehen (s. Foto 1).
- **Einatmen:** wieder lösen und die Nackenmuskulatur entspannen (s. Foto 2).

Wichtig: In der überstreckten Position den Kopf nicht drehen.

Nachspüren:

- Wie fühlt sich mein Nacken an?
- Spüre ich die Länge und Kräftigung im Nackenbereich?

1

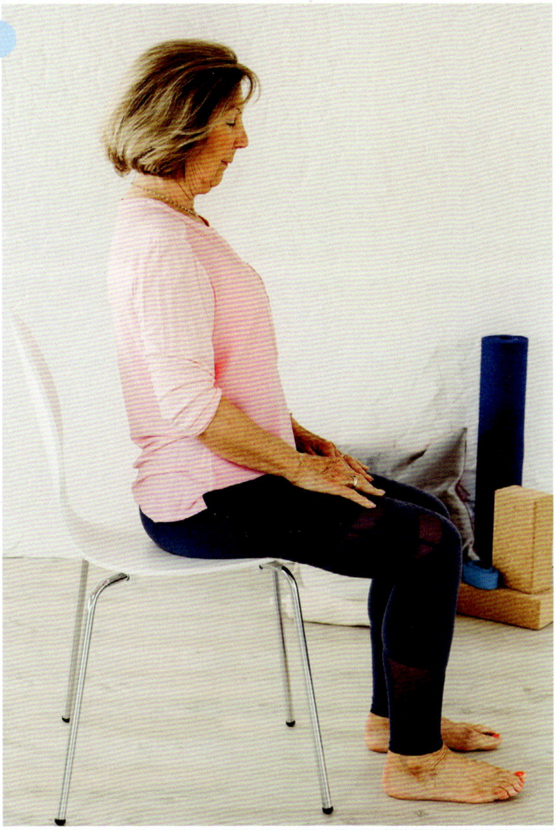

2

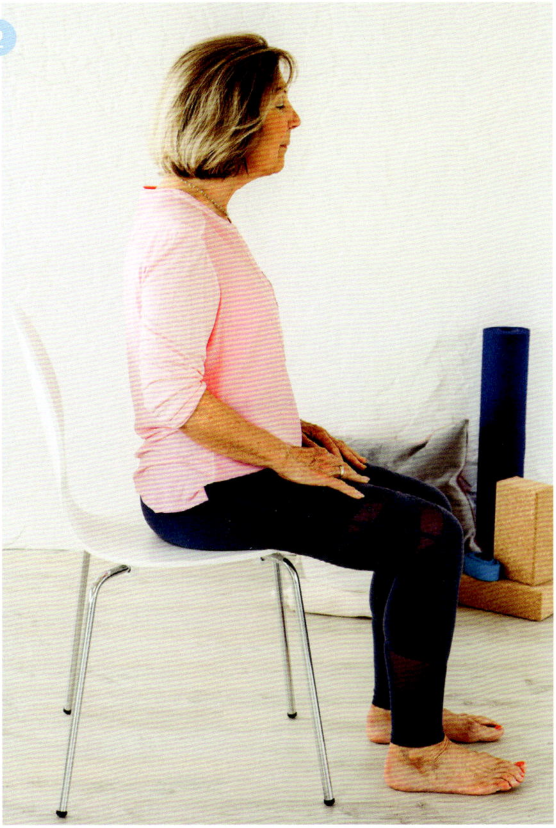

Lockerung des Kiefers (Der Löwe)

Dauer: ca. 5 Wiederholungen

Wirkung:

Lockerung der Kiefer- und Nackenmuskulatur, löst innere Anspannungen.

Anleitung:

Ausgangsposition einnehmen.

- **Einatmen:** Die Hände mit den Handflächen auf den Oberschenkeln positionieren. (s. Foto 1).
- **Ausatmen:** Die Zunge hinausstrecken, die Augen öffnen und wie ein Löwe brüllen (s. Foto 2).

  Einatmen: wieder lösen.

Wichtig: In der überstreckten Position den Kopf nicht drehen.

Nachspüren:

- Wie fühlt sich mein Nacken, meine Zunge und mein Kiefer an?

1

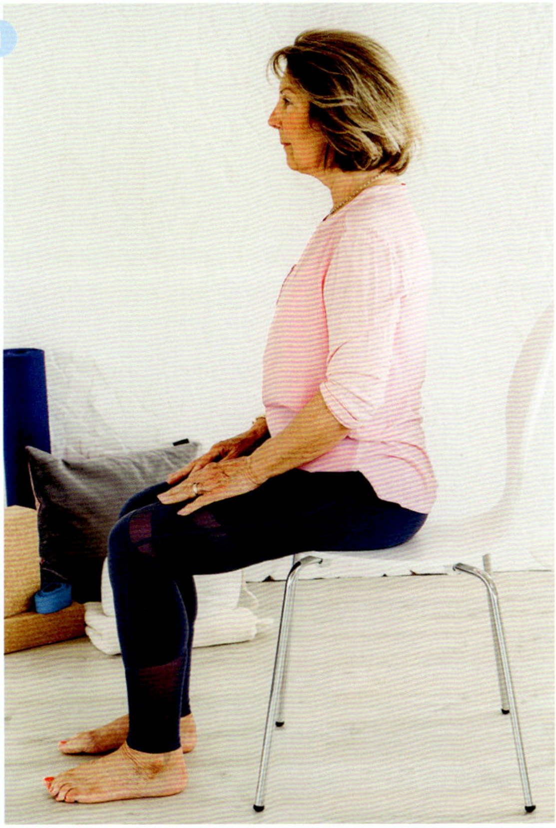

2

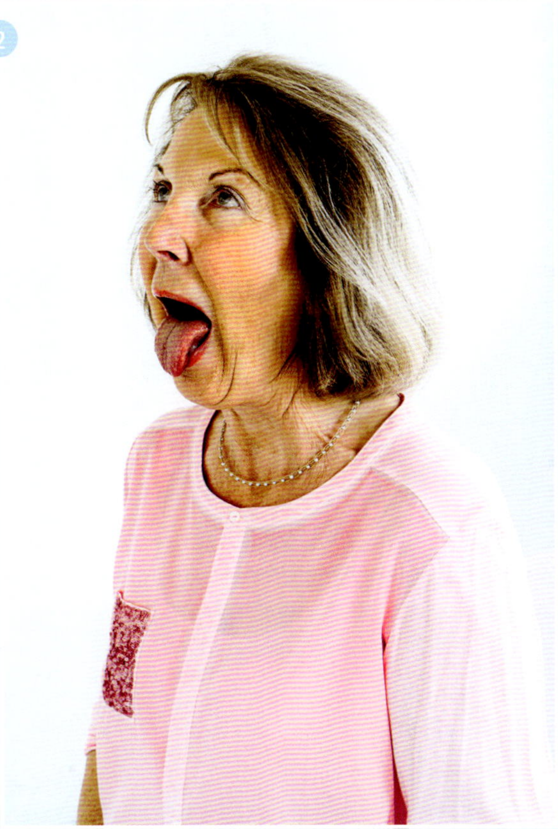

Schultern/Brustwirbelsäule

Schultern kreisen

Dauer ca. 1 Minute

Wirkung:

Lockerung und Mobilisierung der Schultermuskulatur und Gelenke.

Vorsicht bei:

frischen OP im Schulterbereich.

Anleitung:

Ausgangsposition einnehmen.

- **Einatmen:** die Schultern über vorne in Richtung Ohren ziehen (s. Foto 1).
- **Ausatmen:** die Schultern langsam nach hinten bringen, die Schulterblätter dabei zusammenziehen und den Brustkorb etwas öffnen (s. Foto 2 – 3).

Variationen: Die Schultern abwechselnd kreisen lassen.

Nachfragen, welche Schulter sich leichter bewegen lässt.
Während dieser Übung fließt der Atem ganz natürlich und frei.

Wichtig: Die Übung geht auch mit nur einer Schulter, falls die andere verletzt ist.

Die Teilnehmenden zwischendurch daran erinnern, den Atem fließen zu lassen.

Nachspüren:

Die Teilnehmenden schließen die Augen und spüren in ihren Körper hinein.
Stellen Sie z. B. die Fragen:

- Wie fühlen sich meine Schultern jetzt an? Vielleicht etwas wärmer oder leichter?
- Habe ich wieder Geräusche beim Mobilisieren gehört?

Achtung: Bei Schmerzäußerungen die Bewegung nicht so intensiv ausführen lassen.

1

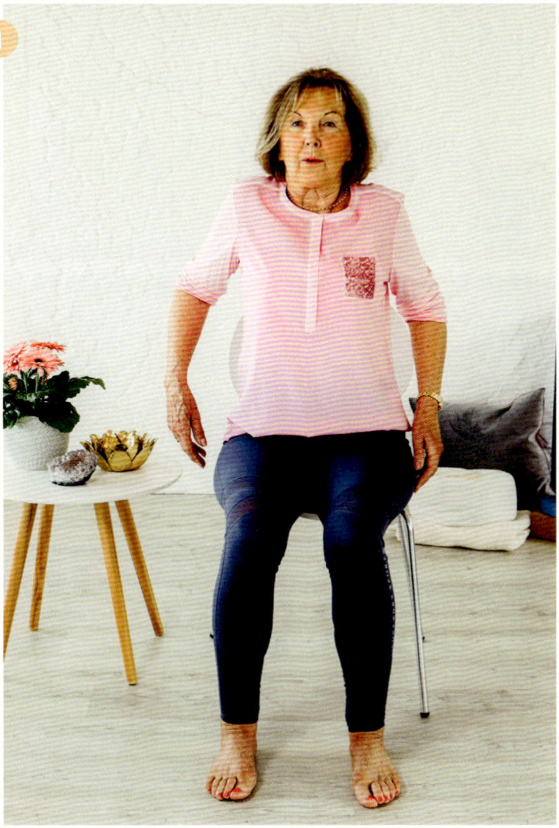

2

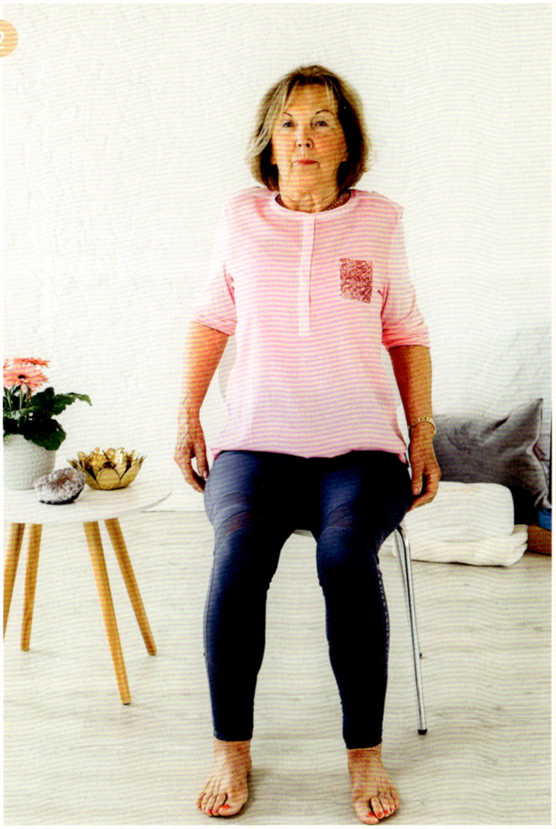

3

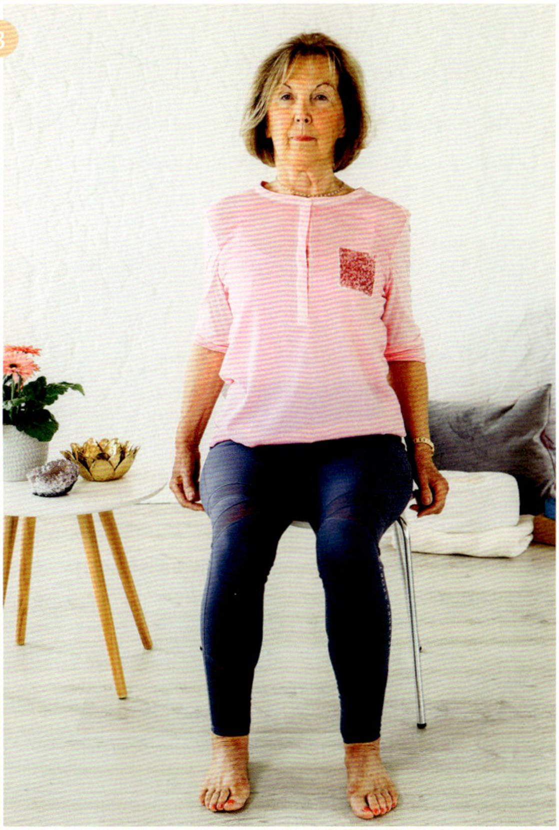

Arme kreisen

Dauer ca. 5 – 10 Wiederholungen

Wirkung:

Mobilisation der Schultergelenke und Kräftigung der Schulter-, Arm- und oberen Rückenmuskulatur.

Vorsicht bei:

künstlichen Gelenken im Schulterbereich und starken Schmerzen.
Dann vielleicht die Schultern nur kreisen lassen.

Anleitung:

Ausgangsposition einnehmen

- **Einatmen:** die Arme mit den Handflächen nach oben über die Seiten nach oben über den Kopf bringen, Kraft in die Arme bis in die Fingerspitzen. Die Schulterblätter zusammenziehen und den Brustkorb leicht öffnen. Die Handflächen aneinander bringen. Der Blick bleibt, um den Nacken zu schonen, nach vorne gerichtet (s. Foto 1 – 3).
- **Ausatmen:** die Hände über vorne in Richtung Brustbein bringen, lang und langsam ausatmen (s. Foto 4).
- Den Atem natürlich fließen lassen.

Wichtig: Wenn die Arme nicht ganz bis über den Kopf kommen? Kein Problem. Auch hier kann die Übung abgewandelt werden und im Fluss der Atmung ausgeübt werden.

Nachspüren:

- Wie fühlen sich die Schultern an?
- Wie fühlt sich mein oberer Rücken an?

Achtung: Bei Schmerzen in den Schultern die Übung langsam durchführen und die Arme nicht ganz bis über dem Kopf zusammenbringen.

1

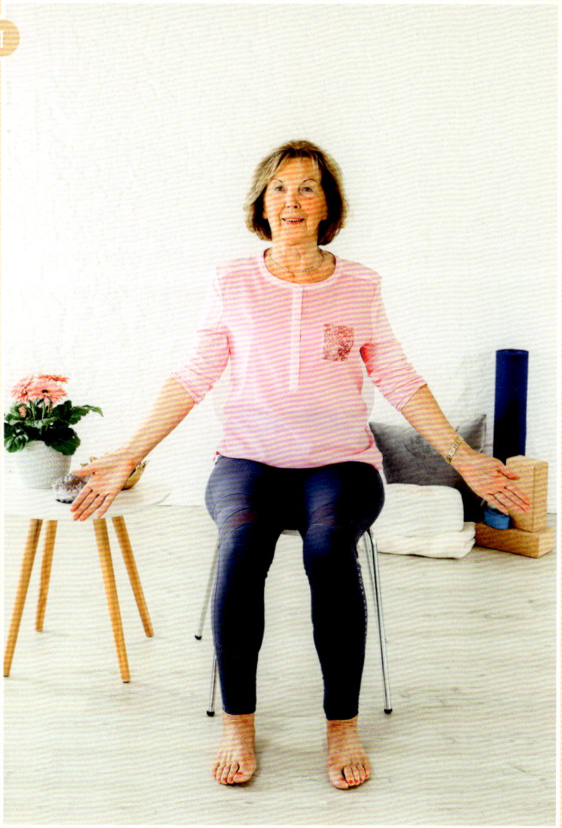

2

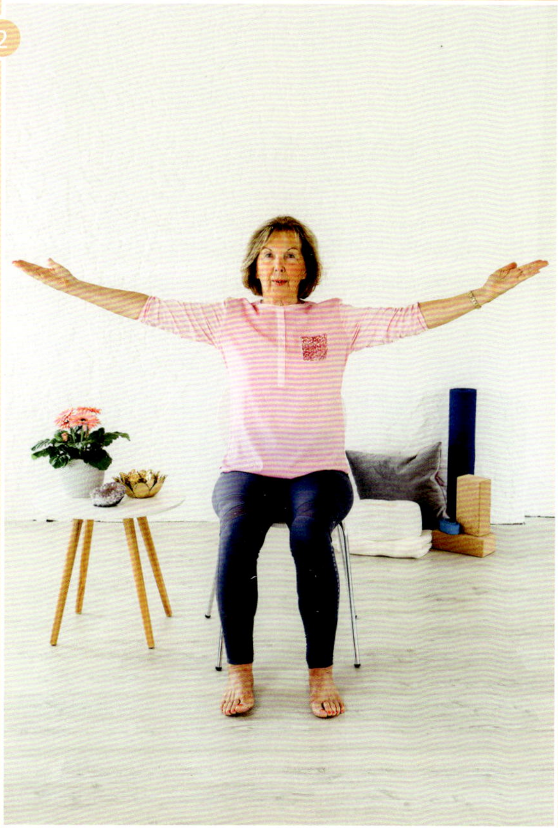

3

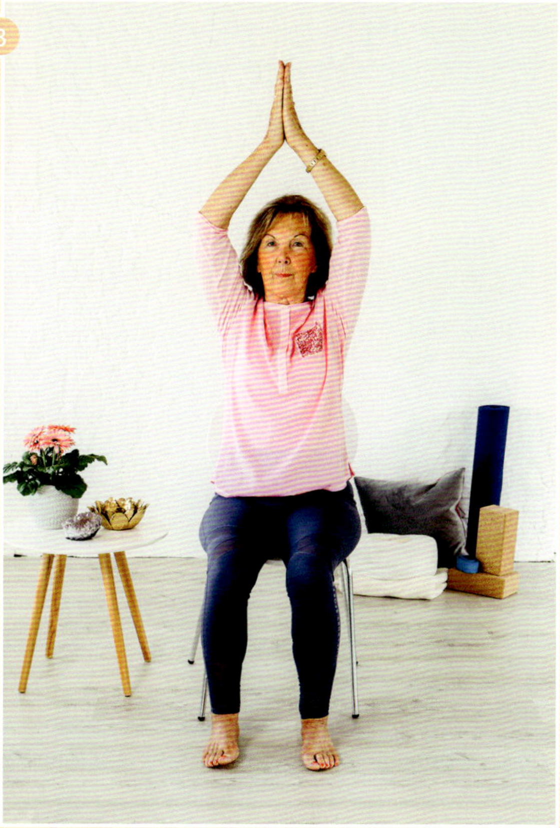

4

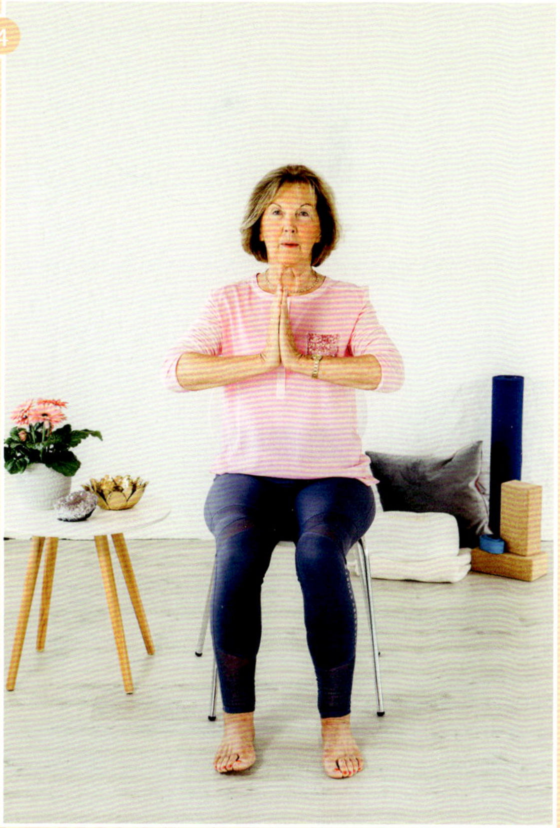

Katze-Kuh

Dauer ca. 1 Minute

Wirkung:

Entspannung, Mobilisation und gleichzeitige Kräftigung der Wirbelsäule.
Öffnung und Dehnung des Brustkorbes, Dehnung der Wirbelsäule.

Vorsicht bei:

frischer OP im Schulterbereich, Bandscheibenvorfällen im Hals- und Rückenbereich.

Anleitung:

Ausgangsposition einnehmen. Hier die Beine etwas mehr als hüftbreit öffnen.

- **Einatmen:** Brustkorb anheben und in ein leichtes Hohlkreuz kommen, die Hände liegen mit den Handflächen auf den Oberschenkeln und gehen mit der Bewegung mit, das Gesäß rollt nach vorne ein Stück vor die Sitzbeinhöcker (s. Foto 1-2).
- **Ausatmen:** mit dem Becken hinter die Sitzbeinhöcker rollen und den Rücken ganz rund wie einen Katzenbuckel machen. Das Kinn zieht in Richtung Brustbein (s. Foto 3-4).

Während dieser Übung fließt der Atem ganz natürlich und frei.

Wichtig: Den Kopf nicht zu weit in den Nacken legen.
Sanft in die Übungen fließen und nicht ruckartig in die Positionen kommen, um den Rücken zu schonen.

Nachspüren:

- Wie fühlt sich meine gesamte Wirbelsäule/mein Rücken an?
- Spüre ich Leichtigkeit, Wärme?

1

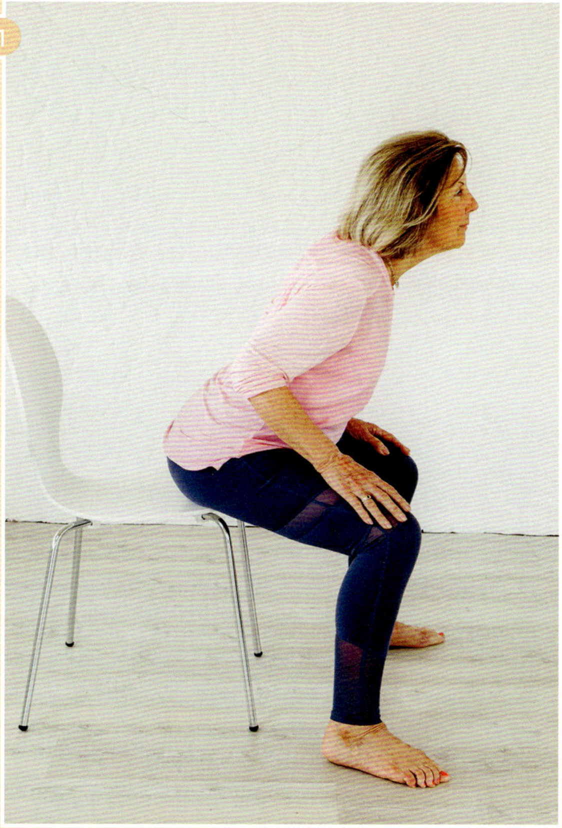

2

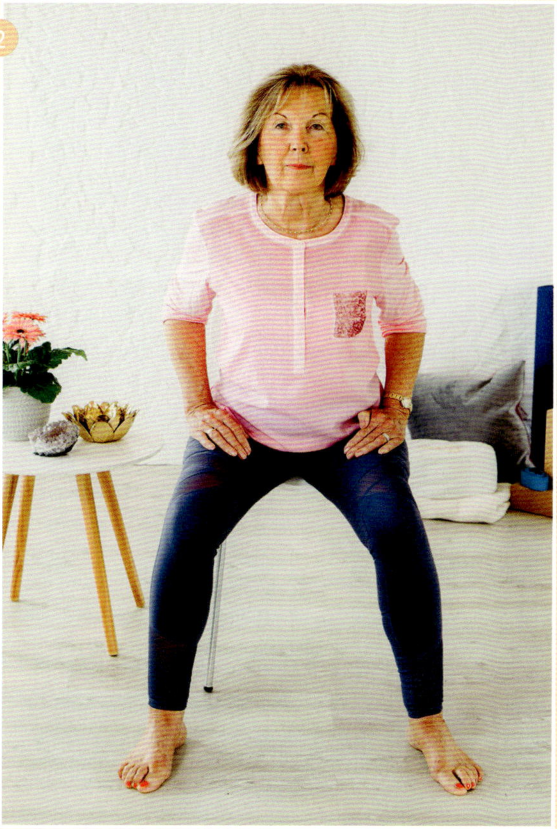

3

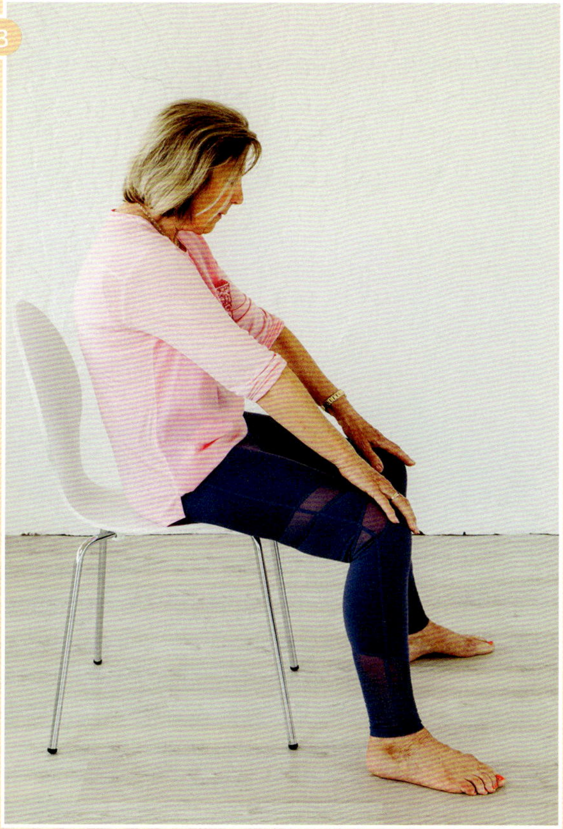

4

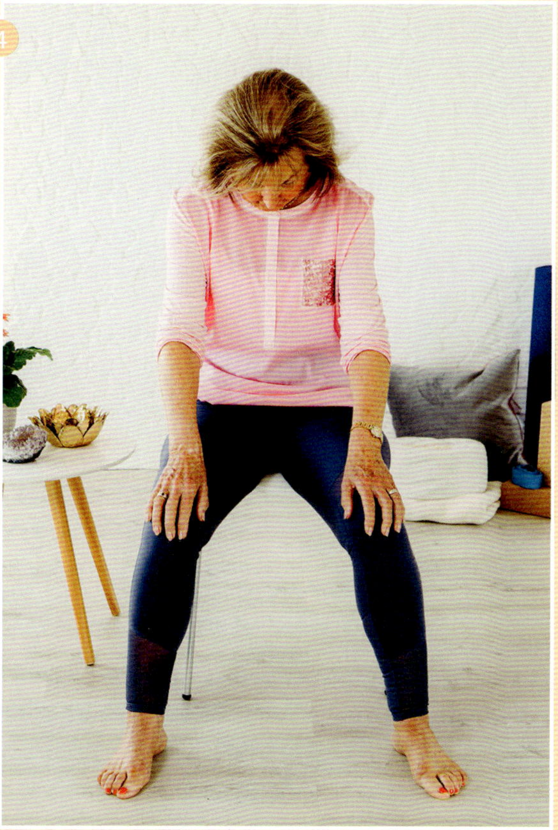

Der Drehsitz

Dauer pro Seite ca. 5 – 10 tiefe Atemzüge

Wirkung:

Die kleinen Muskeln um die Wirbelsäule herum sowie die inneren Organe im Bauchbereich werden mobilisiert, die Verdauung kann angeregt werden.
Die Brustwirbelsäule wird beweglicher.

Vorsicht bei:

Bandscheibenvorfällen oder Ischias Schmerzen.

Anleitung:

- **Einatmen:** Die linke Hand auf das rechte Knie legen, aufrecht bleiben, Scheitelkrone Richtung Himmel (s. Foto 1).
- **Ausatmen:** Die rechte Hand über die Stuhllehne legen oder einfach hängen lassen. Aus dieser aufrechten Position leicht nach rechts drehen, um eine Bewegung in der Wirbelsäule zu erlangen (s. Foto 2).
- Ein paar Atemzüge in dieser Position bleiben. Dabei immer wieder bei der **Einatmen** in Richtung Himmel wachsen, **Ausatmen** vielleicht noch ein paar Millimeter weiter in die Drehung gehen.
- **Ausatmen:** langsam wieder aus der Position herauskommen. Ein paar Atemzüge nachspüren und dann die Richtung wechseln.
- Während dieser Übung fließt der Atem ganz natürlich und frei.

Wichtig: Die Drehung findet hauptsächlich in der Brustwirbelsäule statt.
Den Kopf nicht überdrehen ... es geht nicht um die Drehung in der Halswirbelsäule.

Nachspüren:

Die Teilnehmenden schließen die Augen und spüren in ihren Körper hinein.
Stellen Sie z. B. die Fragen:

- Spüre ich mehr Wärme/Leichtigkeit in der Wirbelsäule?

1

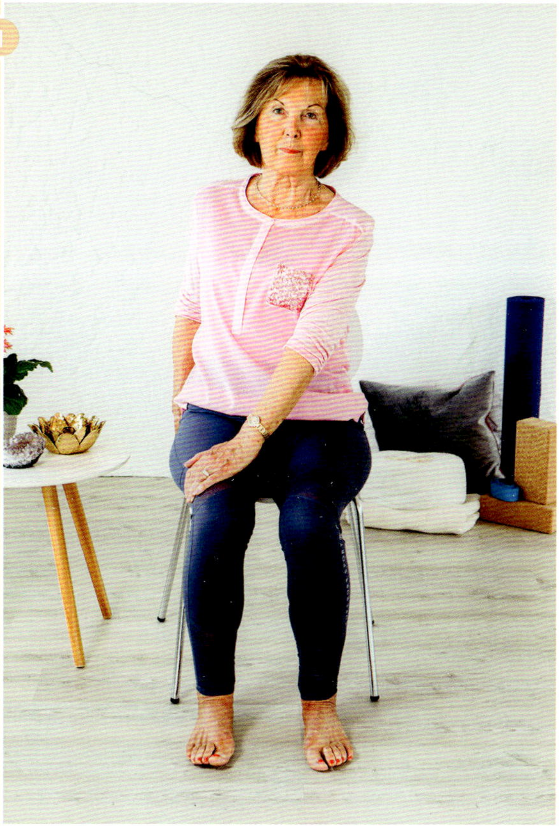

2

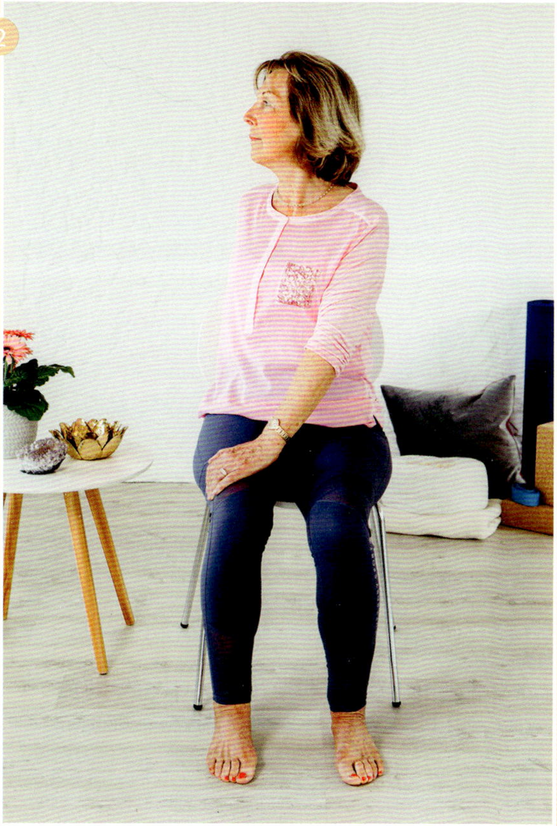

3

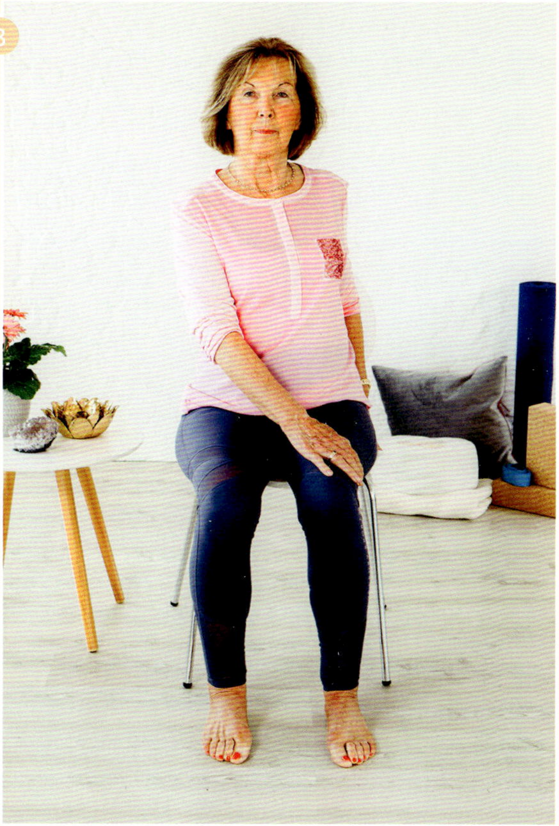

4

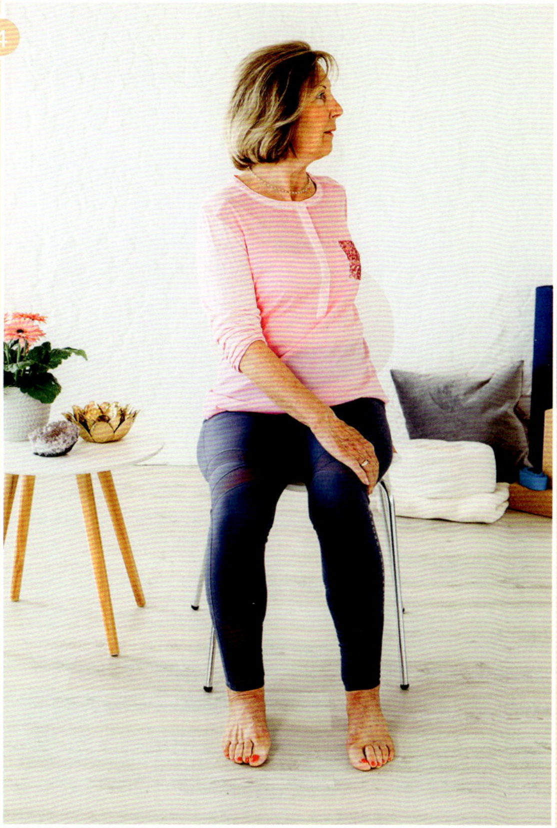

Arme/Hände mobilisieren

Handgelenke kreisen und lockern

Dauer: ca. 30 Sek. oder 10 Wiederholungen pro Seite

Wirkung:

Lockerung der Handgelenke, Unterarme und der entsprechenden Muskulatur.

Anleitung:

Ausgangsposition einnehmen.

- Den Atem bei dieser Übung einfach fließen lassen.
- Die Handgelenke erst in die eine Richtung kreisen und dann in die andere (s. Fotos 1 – 4).
- Wahrnehmen, ob eine Seite leichter zu kreisen ist.

Nachspüren:

Wie fühlen sich meine Hände jetzt an?

- Vielleicht kribbeln sie etwas?
- Oder sie fühlen sich leichter und lockerer an?

1

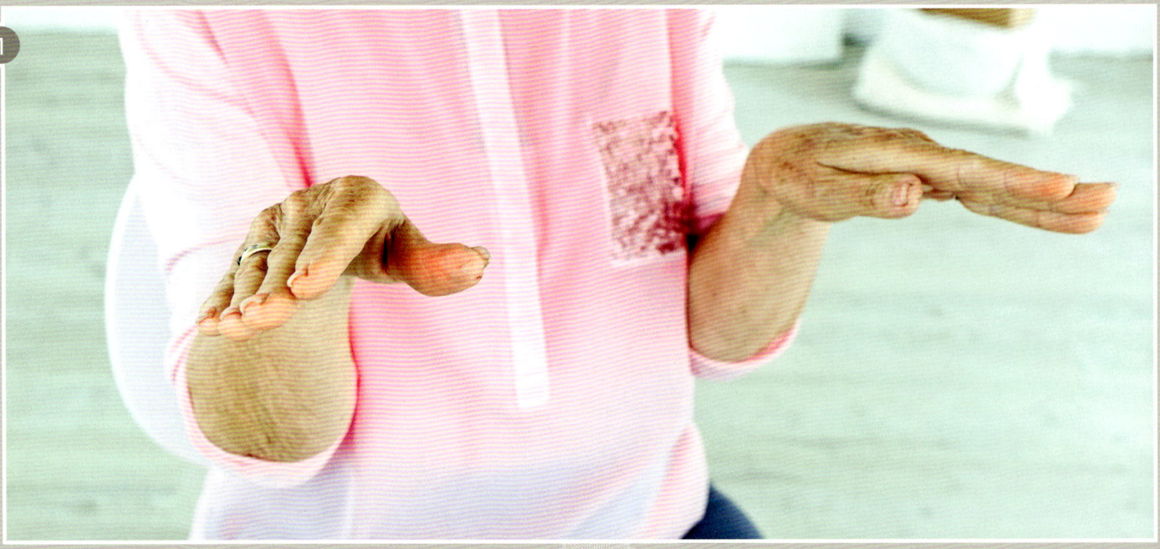

2

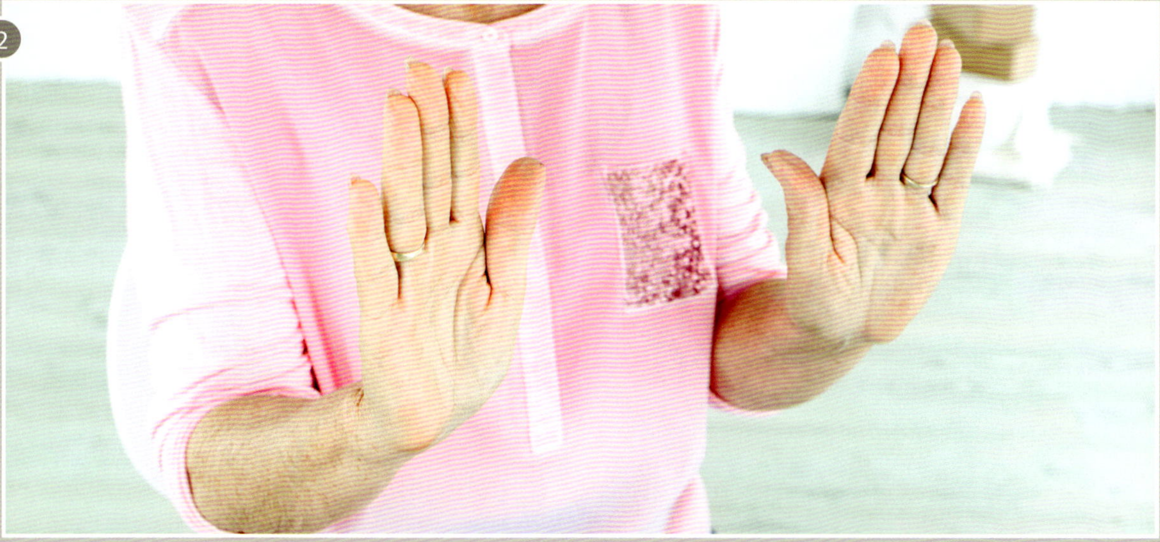

3

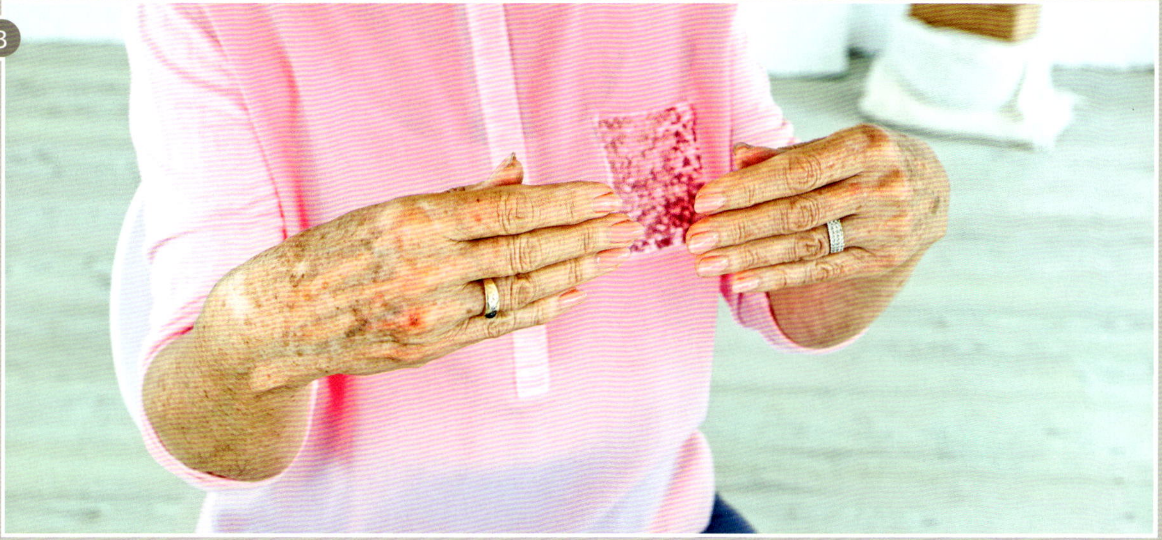

4

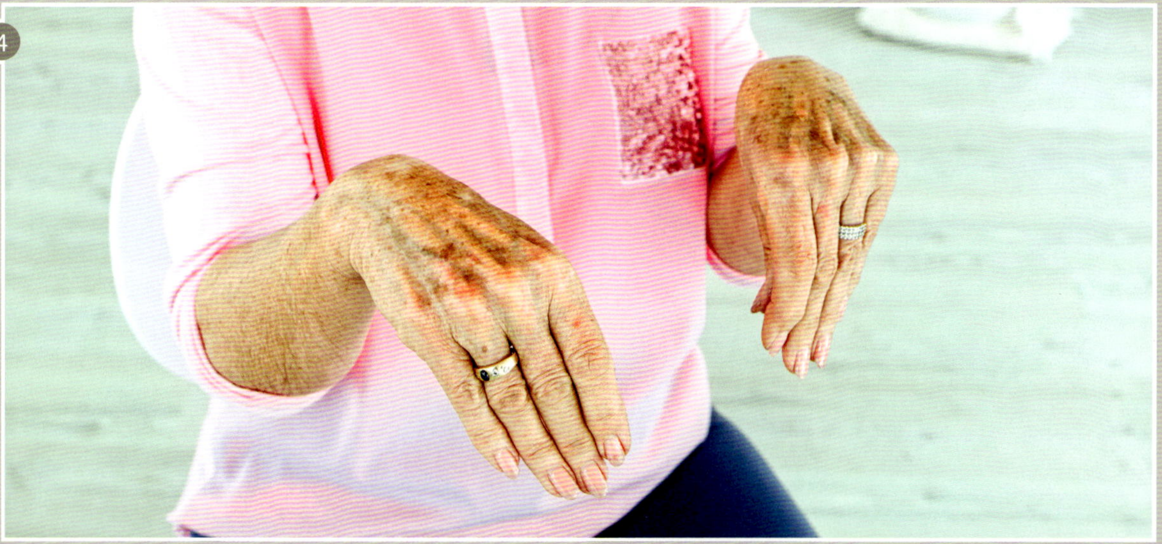

Die Lotusblüte

Dauer: ca. 5 Wiederholungen pro Richtung oder so viele wie Spaß bringen

Wirkung:

Lockerung der Handgelenke und der Muskulatur, Verbesserung der Koordination und Konzentration.

Anleitung:

Ausgangsposition einnehmen.
Den Atem bei dieser Übung einfach fließen lassen.

- Die Hände in die Gebetshaltung vor das Herz bringen. Die Finger nun so spreizen, dass nur noch die Handwurzel, die kleinen Finger und die Daumen miteinander verbunden bleiben (die Lotusblüte) (s. Foto 1)
- Die Handflächen nun von der Brust weg öffnen (s. Foto 2).
- Die Finger zeigen Richtung Boden (s. Foto 3).
- Die Handrücken berühren sich.
- Die Finger zeigen Richtung Brust, um dann wieder in die Ausgangsposition zu kommen (s. Foto 4 – 5).
- Danach die Handgelenke nach unten hin ausschütteln.
- Während der Übung können Sie fragen: Knacken meine Handgelenke?

Nachspüren:

- Wie fühlen sich meine Hände jetzt an?
- Vielleicht kribbeln sie etwas?
- Oder sie fühlen sich leichter und lockerer an?

1

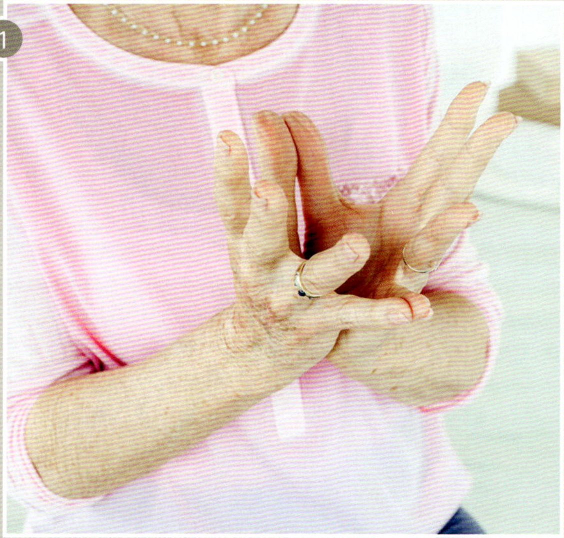

2

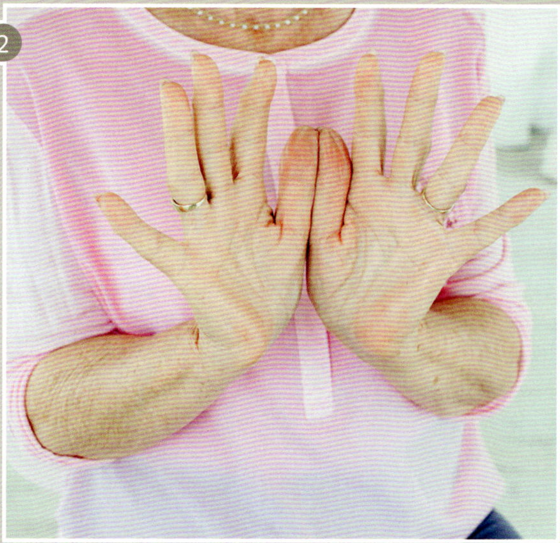

3

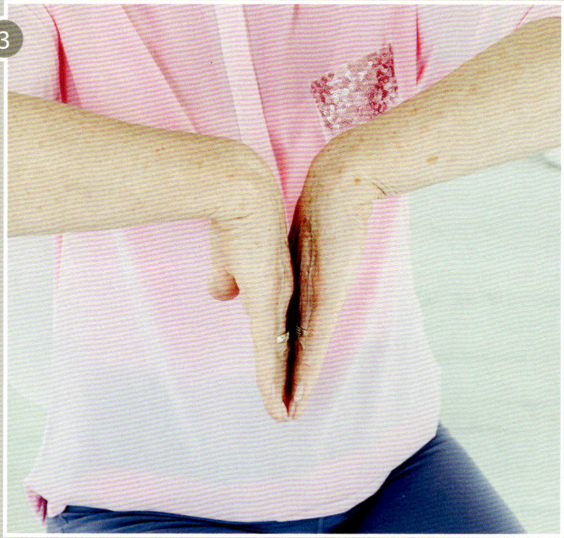

4

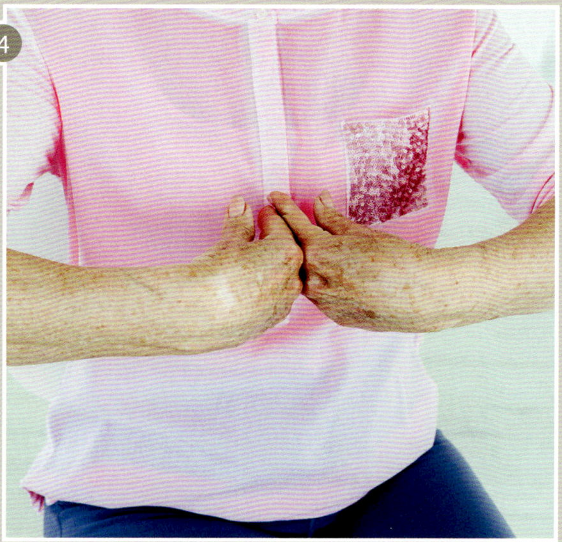

5

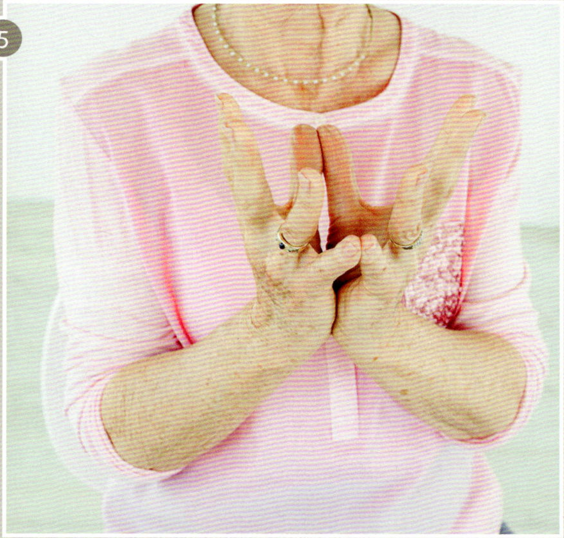

Dehnung der Hände und Unterarme

Dauer: ca. 30 Sek. je Position

Wirkung:

Lockerung der Handgelenke, Unterarme und der entsprechenden Muskulatur.

Anleitung:

Ausgangsposition einnehmen.
Den Atem bei dieser Übung einfach fließen lassen.

- Mit der linken Hand anfangen.
- Linken Arm ausstrecken, die Finger Richtung Decke ziehen, mit der rechten Hand die Finger der linken Hand greifen und sanft nach hinten ziehen (s. Foto 1 und 2).
- Den Atem sanft und lang dabei fließen lassen.
- Mit der rechten Seite genauso fortfahren (s. Foto 3).
- Danach die Handgelenke sanft und vorsichtig nach unten hin ausschütteln.

Wahrnehmen, ob eine Seite leichter zu dehnen geht als die andere.

Nachspüren:

- Wie fühlen sich meine Hände jetzt an?
- Vielleicht kribbeln sie etwas?
- Oder sie fühlen sich leichter und lockerer an?

1

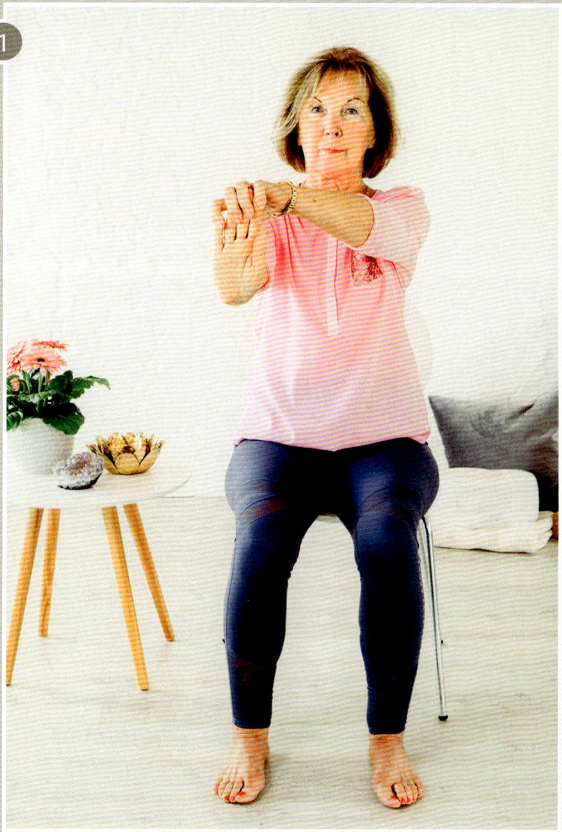

2

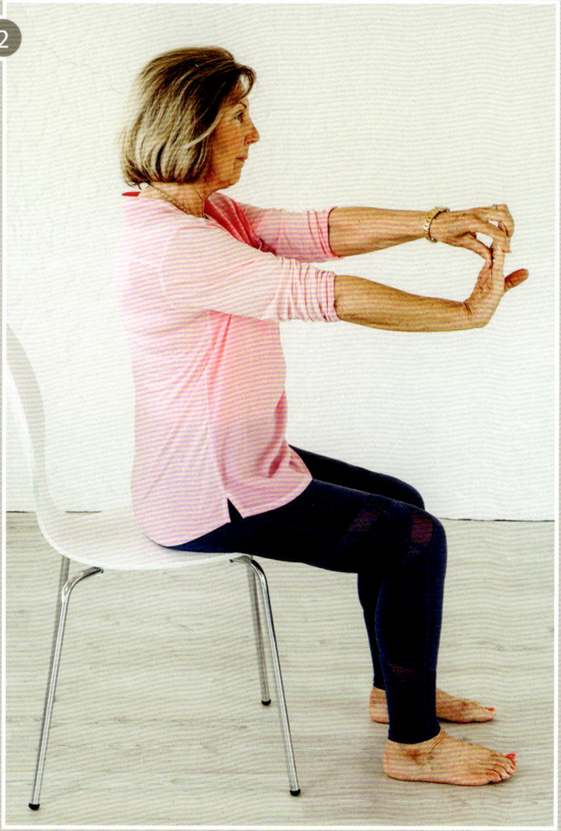

3

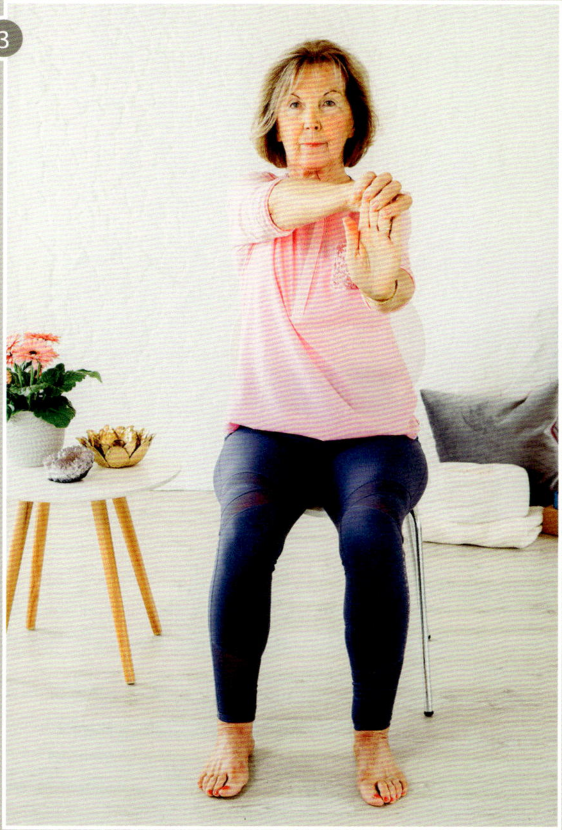

Fingerspreizen und Fäuste ballen

Dauer: ca. 10 – 15 Wiederholungen

Wirkung:

Lockerung der Finger und Handmuskulatur.

Anleitung:

Ausgangsposition einnehmen.

- Den Atem bei dieser Übung einfach fließen lassen.
- Die Finger beider Hände gleichzeitig, so doll es geht, spreizen (s. Foto 1) und dann zu einer Faust ballen (s. Foto 2).
- Den Atem sanft und lang dabei fließen lassen.
- Danach die Handgelenke sanft und vorsichtig nach unten hin ausschütteln.

Variation:

Abwechselnd eine Hand spreizen und gleichzeitig die andere zu einer Faust ballen. Im Wechsel fortfahren. Dieses fördert die Koordination und die Konzentration.

Nachspüren:

- Wie fühlen sich meine Hände jetzt an?
- Vielleicht kribbeln sie etwas?
- Oder sie fühlen sich leichter und lockerer an?

1

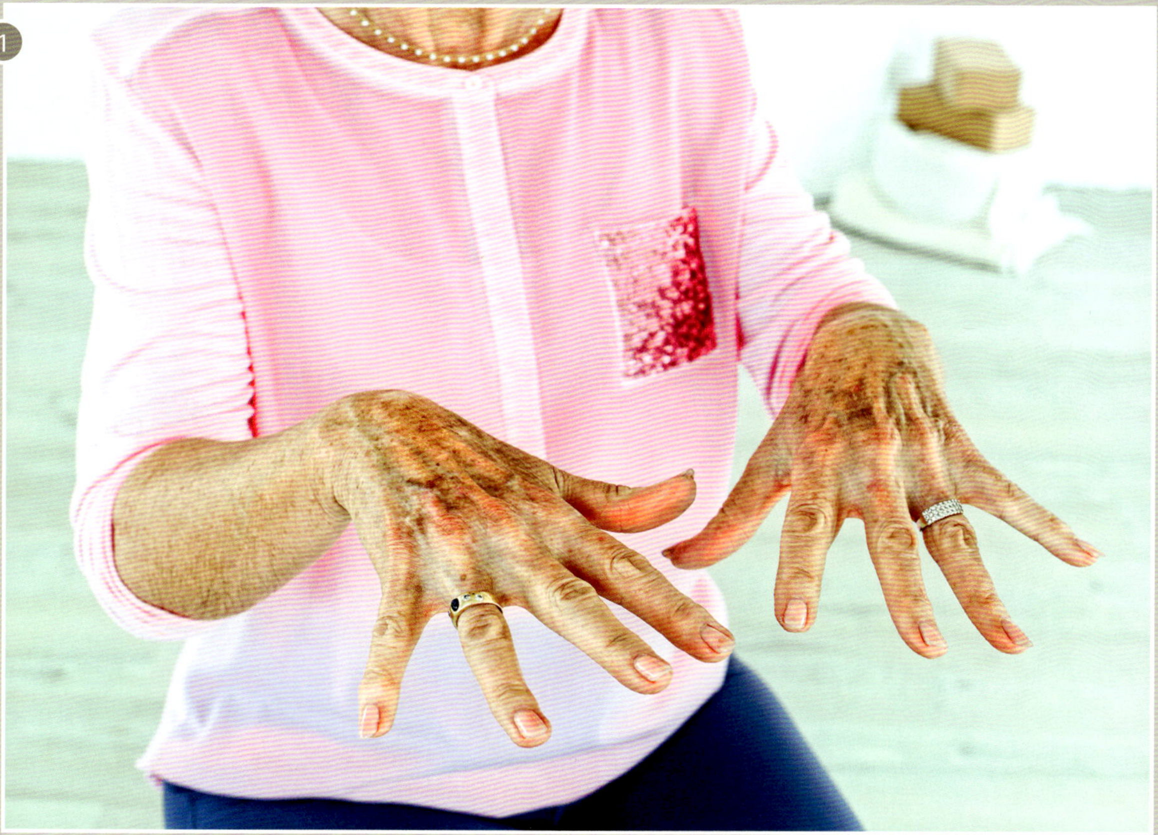

2

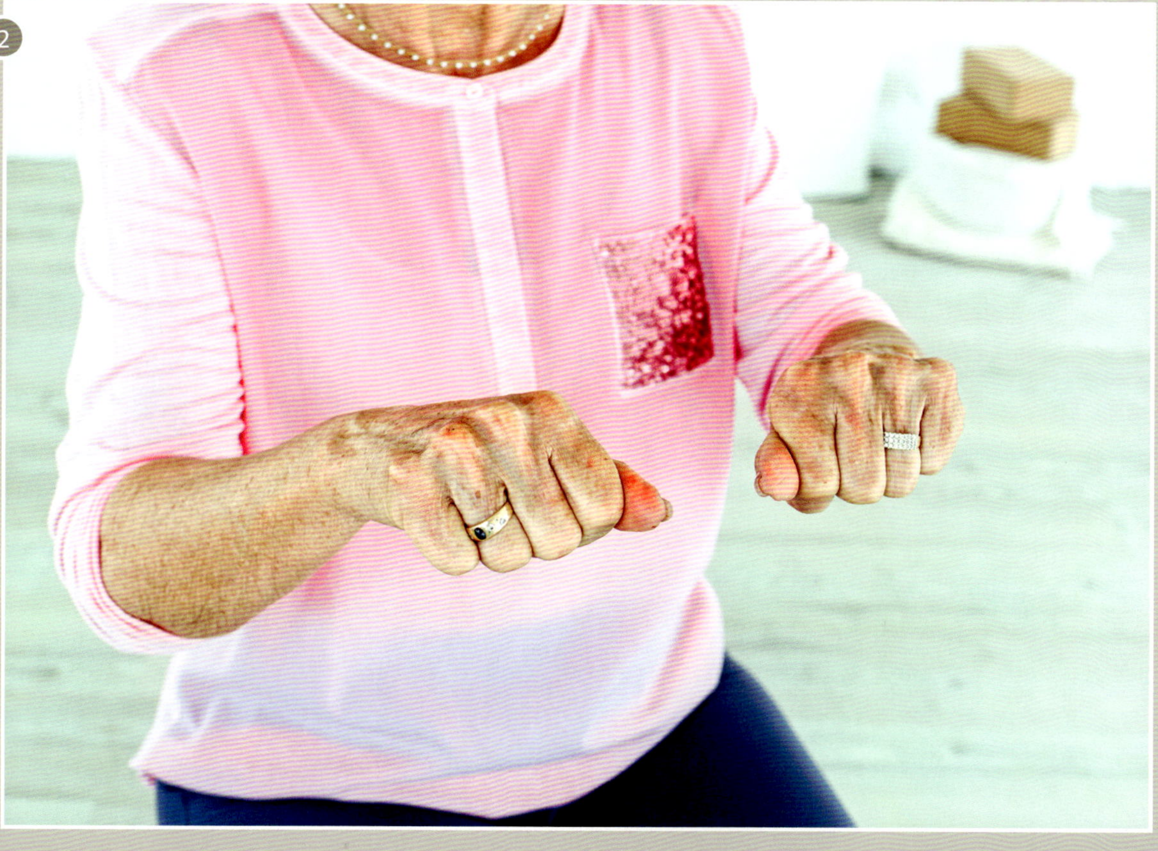

Hüft-Becken-Mobilisation

Sufikreisen

Dauer: ca. 10 Wiederholungen pro Richtung

Wirkung:

Lockerung der Muskulatur der Hüfte und der Lendenwirbelsäule sowie Mobilisation dieses Bereiches. Die inneren Organe im Bauchbereich werden massiert, die Verdauung kann angeregt werden.

Anleitung:

Ausgangsposition einnehmen, die Beine etwas weiter als hüftbreit stellen, die Knie zeigen in Richtung Fußspitzen. Die Hände liegen locker auf den Oberschenkeln.

- Die Sitzbeinhöcker spüren und dann langsam in eine Richtung um diese herum kreisen.
- **Einatmen:** vor den Sitzbeinhöckern, wenn der Brustkorb geöffnet ist (s. Foto 1 – 2).
- **Ausatmen:** hinter den Sitzbeinhöckern, wenn der Rücken etwas gerundet ist (s. Foto 3 – 4).

Die Richtung wechseln.

Nachspüren:

- Wie fühlt sich mein unterer Rücken jetzt an, konnte ich meine Sitzbeinhöcker wahrnehmen.
- Fühle ich mich im Lendenwirbelbereich lockerer oder wärmer?

Achtung: Bei Bandscheibenvorfällen im Lendenwirbelbereich, künstlichem Hüftgelenk und bei Schmerzäußerungen.

1

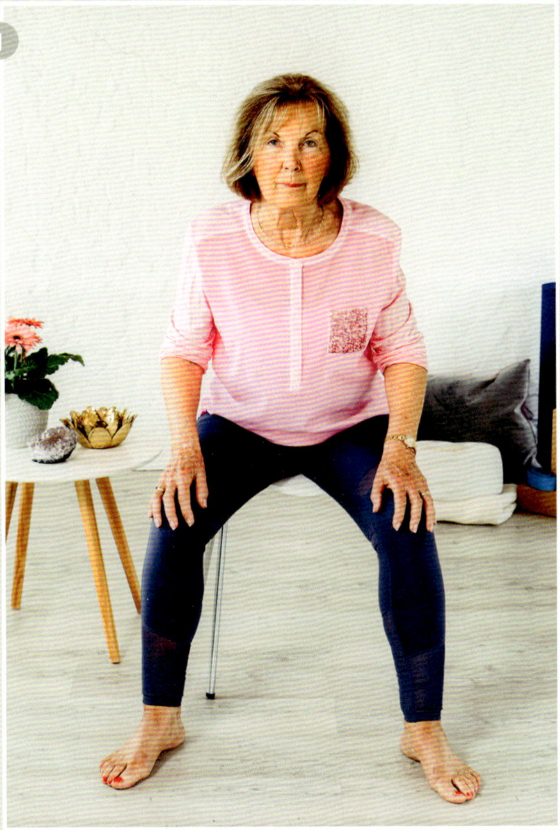

2

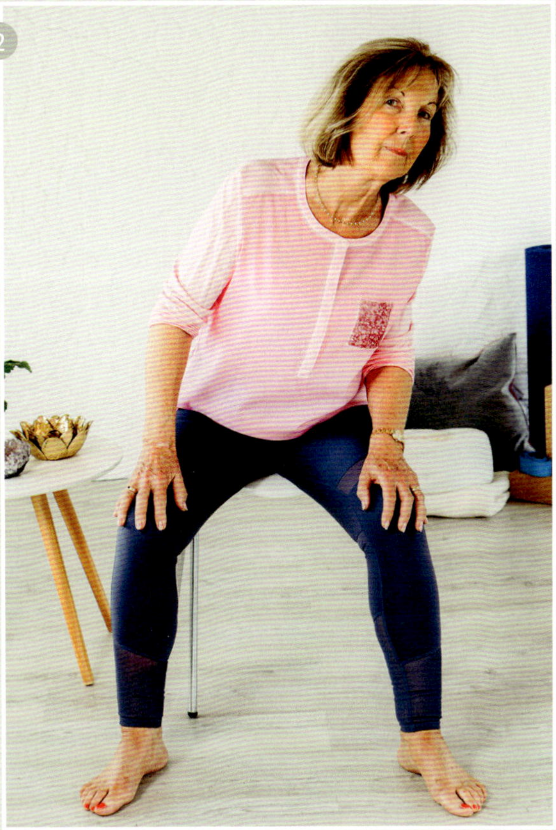

3

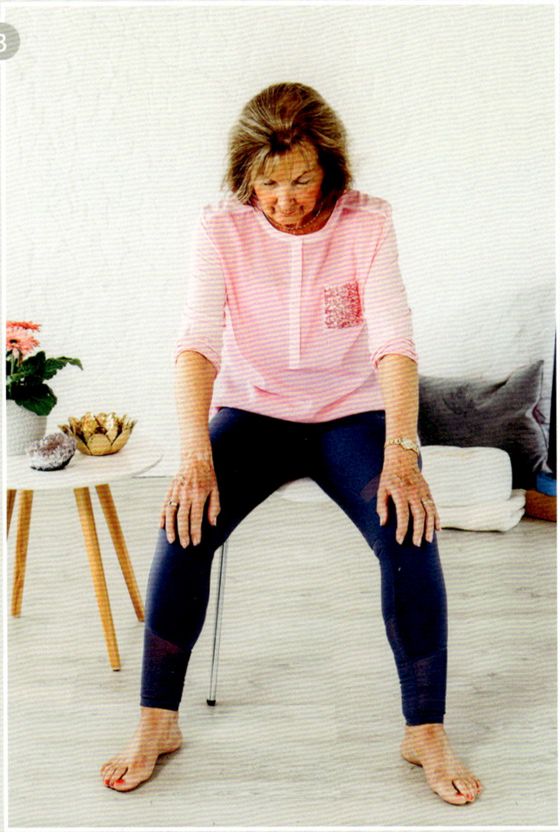

4

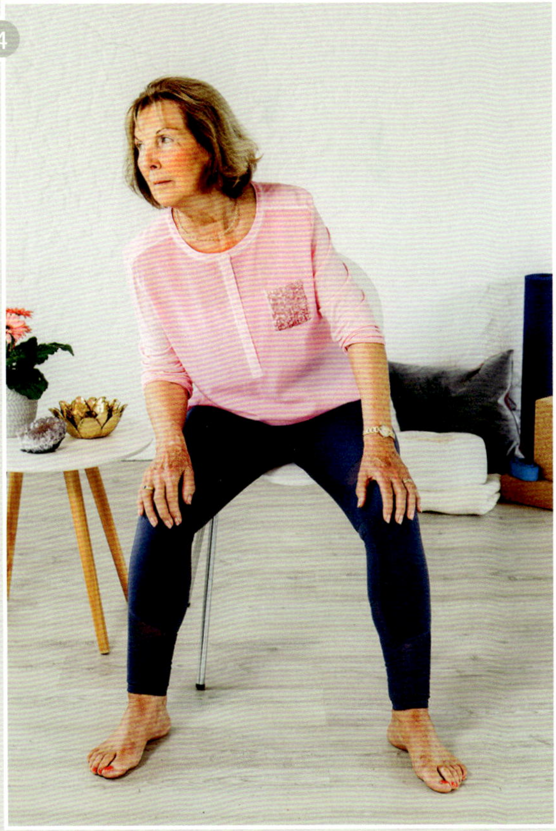

Schinkengang

Dauer: ca. 30 Sek. – 1 Min.

Wirkung:

Mobilisierung der Hüften, Lockerung des unteren Rückens und Kräftigung der unteren Rumpfmuskulatur.

Anleitung:

Ausgangsposition einnehmen, weit vorne an der Stuhlkante sitzen.

- Die Gesäßhälften abwechselnd anheben und gleichzeitig nach hinten bewegen, bis das Gesäß an der Stuhllehne angekommen ist (s. Foto 1 – 4).
- Nun in die entgegengesetzte Richtung bewegen und die Gesäßhälften heben und nach vorne bewegen, bis diese wieder an der Stuhlkante angekommen sind.

Nachspüren:

- Wie fühlt sich mein unterer Rücken jetzt an?
- Fühle ich mich im Lendenwirbelbereich lockerer oder wärmer?

Achtung: Bei Bandscheibenvorfällen im Lendenwirbelbereich, künstlichem Hüftgelenk und bei Schmerzäußerungen.

1

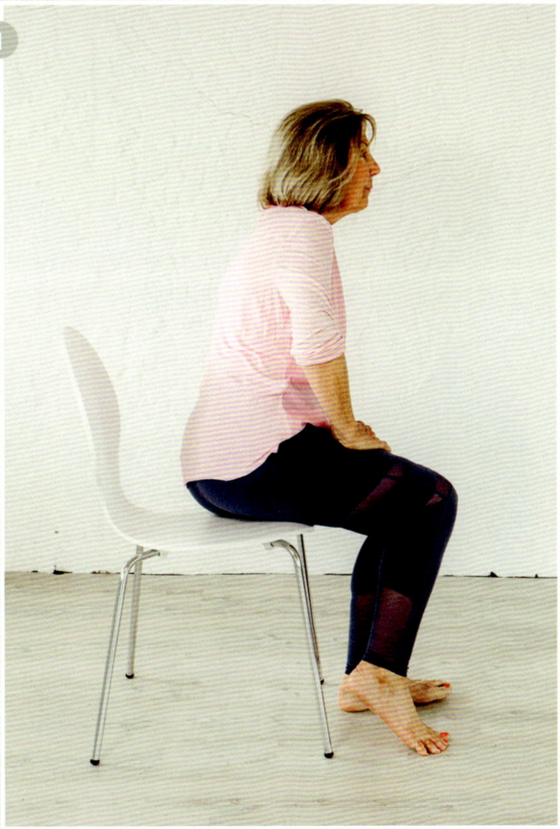

2

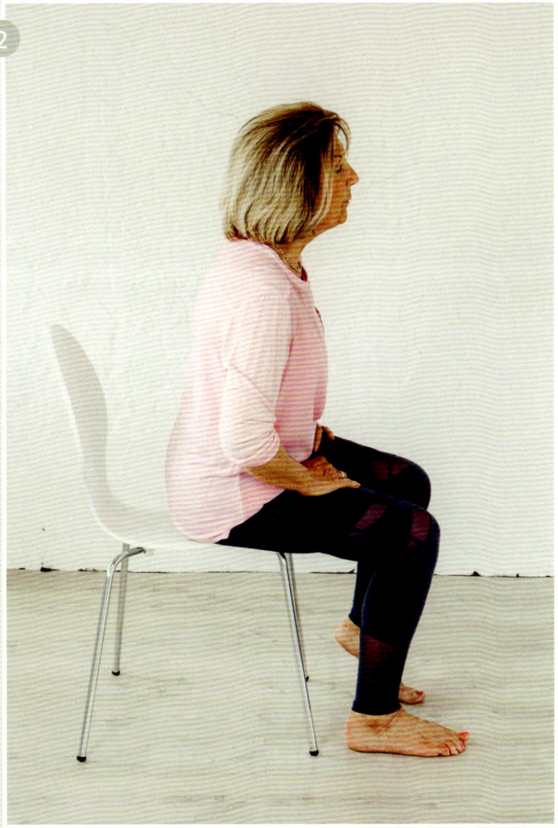

3

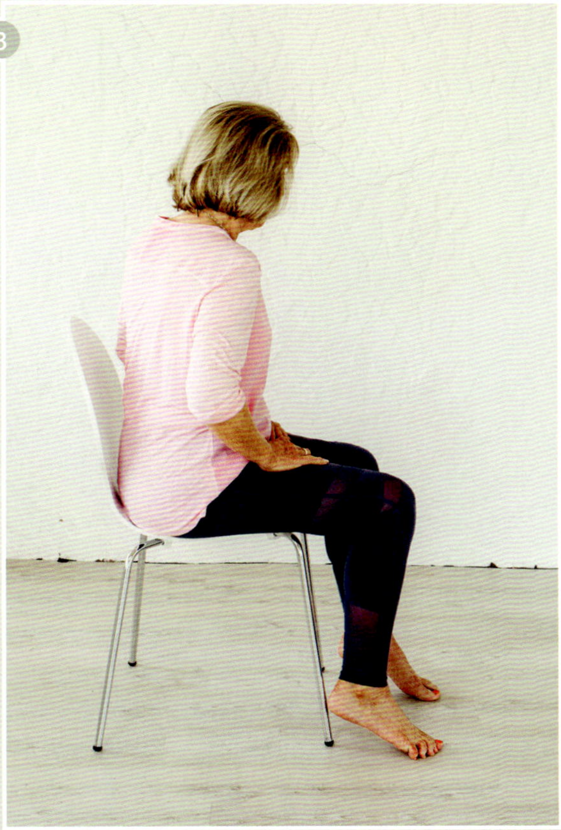

4

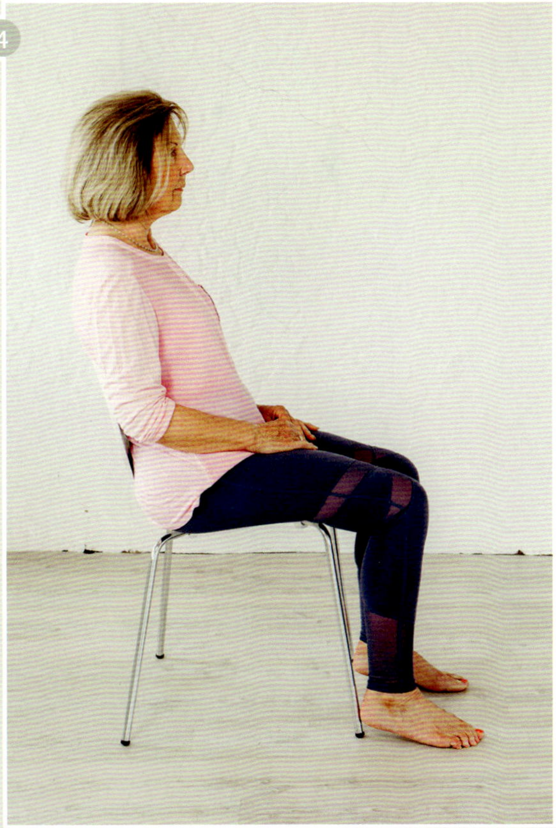

Ausfallschritt

Dauer: ca. 5 – 10 lange Atemzüge pro Seite

Wirkung:

Mobilisierung der Hüften, Dehnung des Hüftbeugers, Aufrichtung des Oberkörpers.

Anleitung:

Ausgangsposition einnehmen, weit vorne an der Stuhlkante sitzen.

- Mit dem Gesäß so weit nach links rutschen, dass die linke Gesäßhälfte kaum mehr auf der Sitzfläche aufliegt (s. Foto 1).
- Nun das linke Bein nach hinten strecken, so dass eine Dehnung im linken Hüftbeuger entsteht.
- Den Oberkörper aufrichten und den Atem lang und tief fließen lassen (s. Foto 2).
- Tief in den Brustkorb einatmen.

Die Seite wechseln.

Nachspüren:

- Wie fühlt sich mein Hüftbereich jetzt an?
- Spüre ich mehr Länge in meiner Körpervorderseite?
- Ist meine Atmung tiefer geworden?

Achtung: Bei Bandscheibenvorfällen im Lendenwirbelbereich, künstlichem Hüftgelenk und bei Schmerzäußerungen.

1

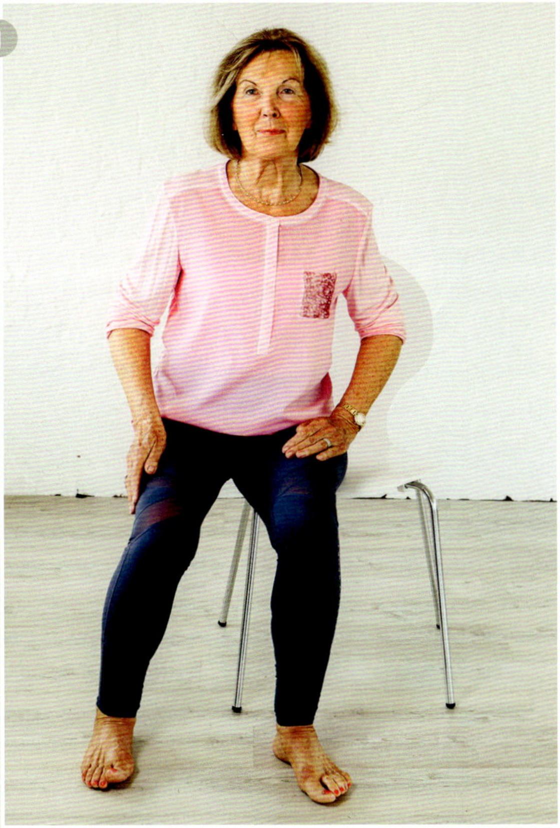

3

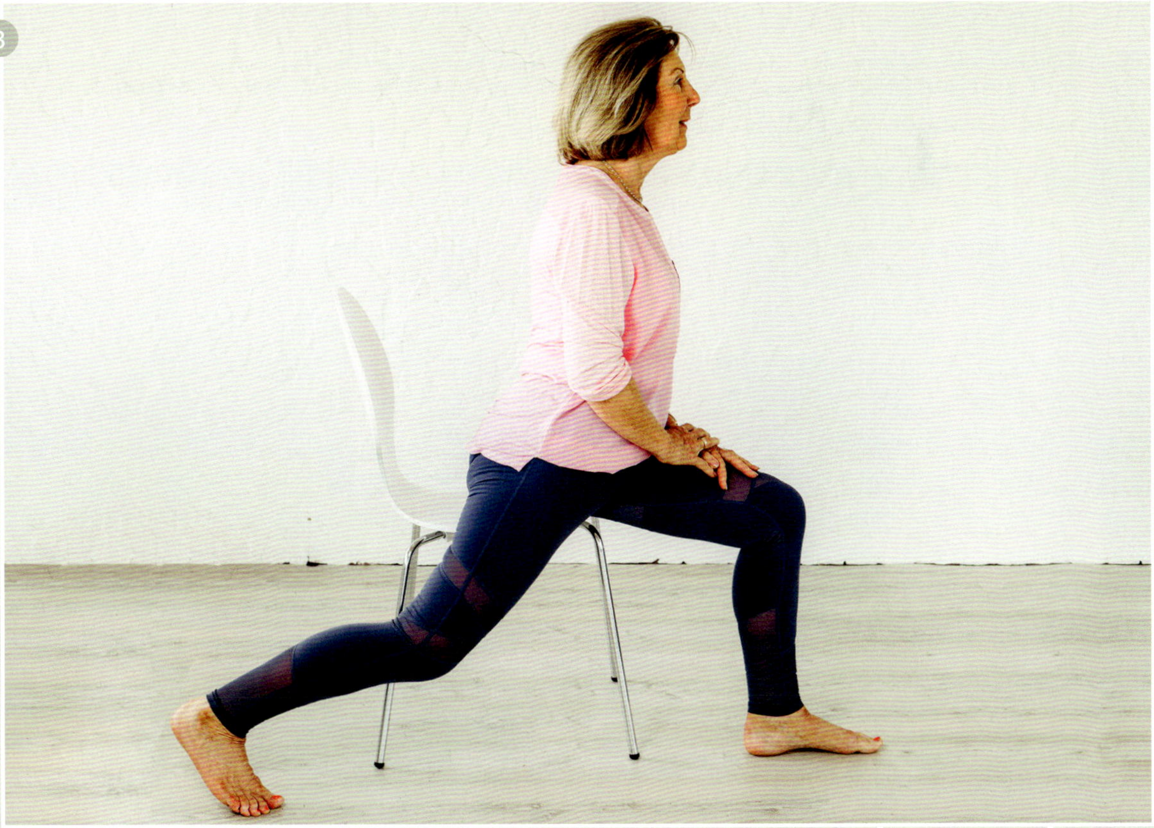

Beine kreisen

Dauer: ca. 5 Wiederholungen pro Seite

Wirkung:

Mobilisierung des Hüft-Beckenbereiches

Anleitung:

Ausgangsposition einnehmen, weit vorne an der Stuhlkante sitzen. Die Atmung ganz natürlich fließen lassen.

- Mit den Händen die Knie fassen. Mit dem rechten Knie anfangen (s. Foto 1).
- **Einatmen:** das Knie mithilfe der Hand anheben und in Richtung Brust bringen (s. Foto 2 – 3).
- **Ausatmen:** seitlich absetzen (s. Foto 4).
- **Einatmen:** wieder in Richtung Brust bringen (s. Foto 2).
- **Ausatmen:** wieder vorne absetzen (s. Foto 1).

Die Seite wechseln, immer im Wechsel.

Nachspüren:

Wie fühlt sich mein Hüftbereich jetzt an?

Achtung: Bei Bandscheibenvorfällen im Lendenwirbelbereich, künstlichem Hüftgelenk und bei Schmerzäußerungen.

1

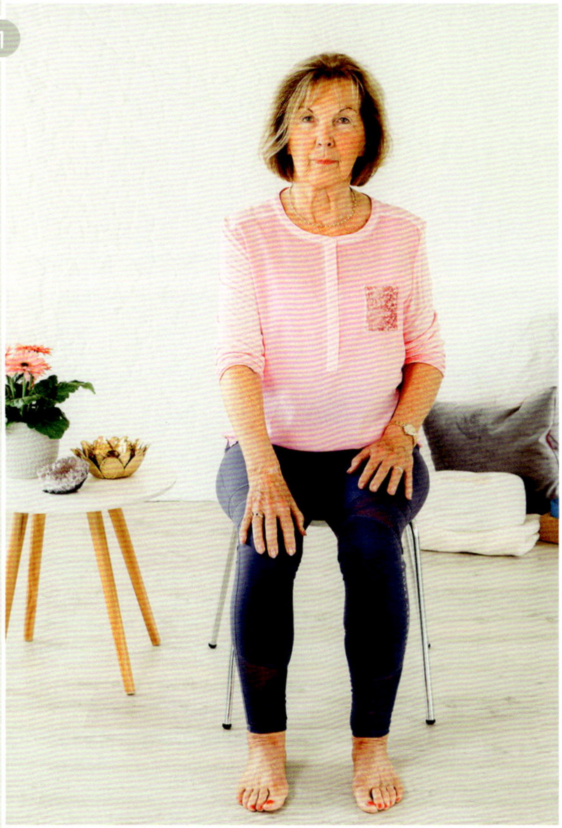

2

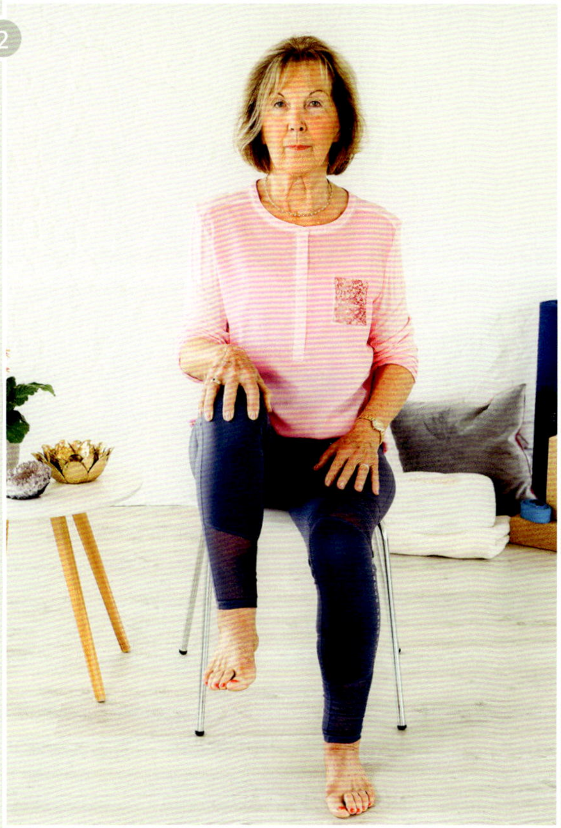

3

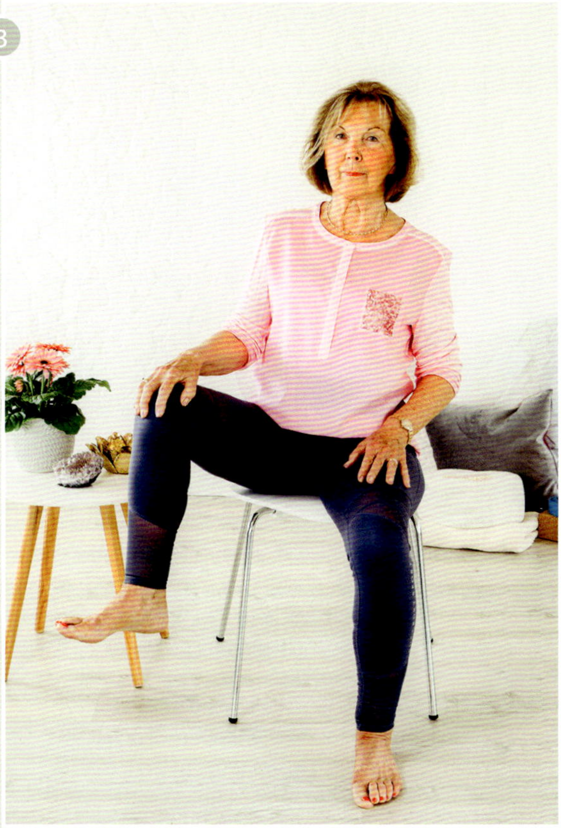

4

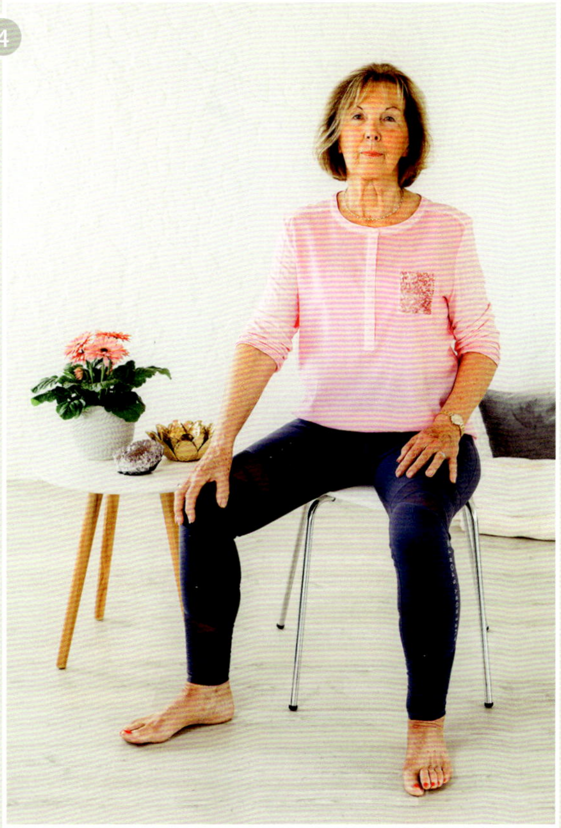

Beine/Füße kräftigen und mobilisieren

Hoppe, hoppe Reiter

Dauer: ca. 30 Sek. – 1 Min.

Wirkung:

Kräftigung der Oberschenkelmuskulatur und des Hüftbeugers.

Anleitung:

So weit nach hinten an die Stuhllehne setzen, dass der Rücken die Lehne berührt. Die Atmung während der ganzen Übung natürlich fließen lassen.

- Das linke Bein gestreckt nach oben bringen (s. Foto 1), die Beinmuskulatur anspannen und das Bein hoch und runter bewegen, (s. Foto 2) als wenn ein kleines Kind auf diesem sitzen würde und „hoppe, hoppe Reiter" machen wollte. Je größer die Bewegung desto intensiver die Übung. Falls das Bein zu schwer wird, mit den Händen Unterstützung geben (s. Foto 3).

Die Seite wechseln.

1

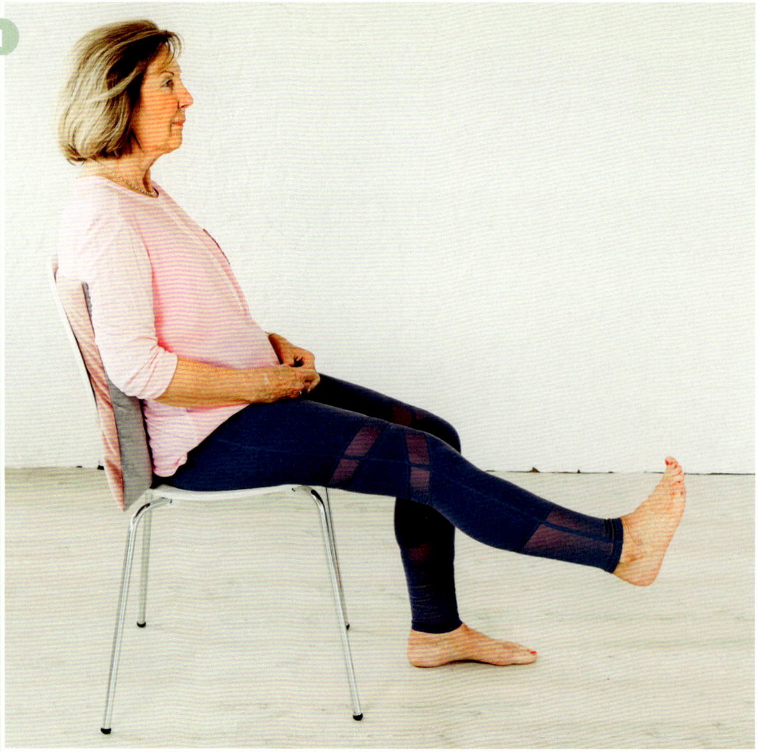

Nachspüren:

- Fühlen sich meine Oberschenkel jetzt anders an,
- vielleicht wärmer,
- leichter, kribbeln sie?

Achtung: bei Schmerzäußerungen.

2

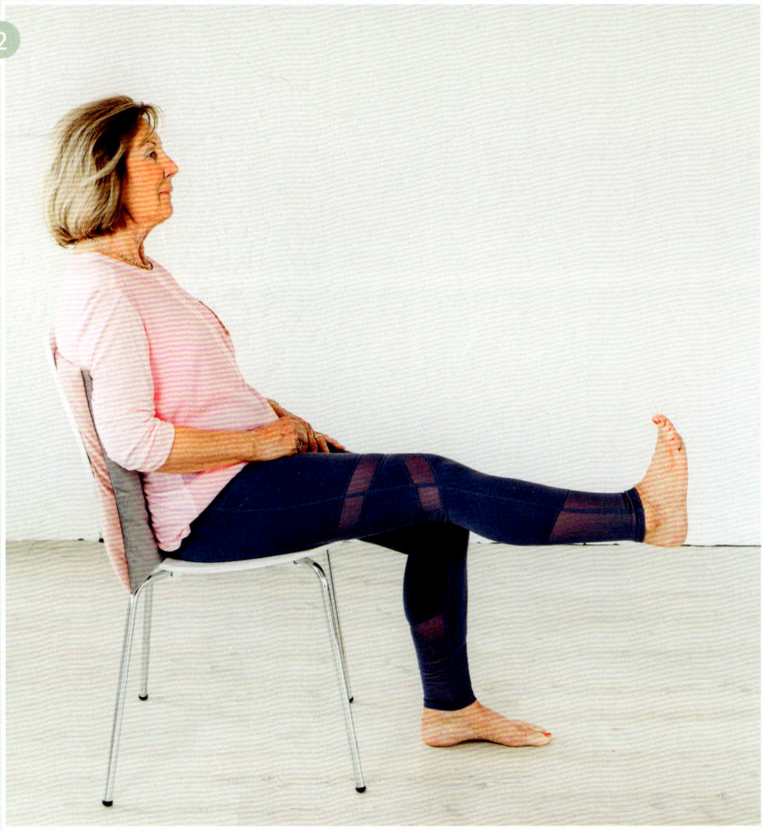

3

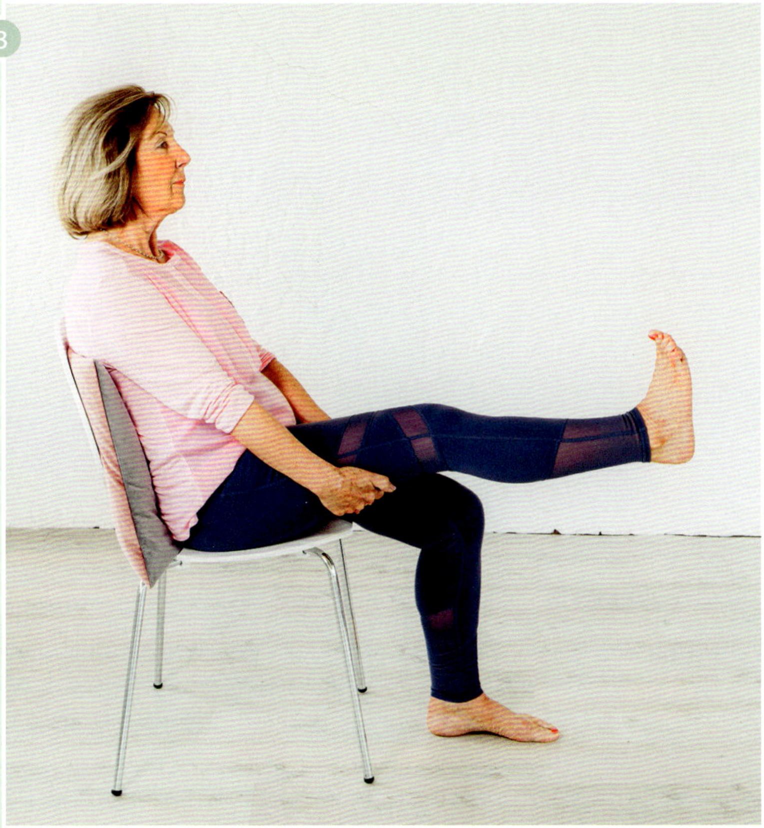

Dehnung der Beinrückseiten

Dauer: ca. 30 Sek. pro Beinseite

Wirkung:

Dehnung der Beinrückseiten.

Anleitung:

Die Ausgangsposition einnehmen und weit nach vorne an die Stuhlkante setzen.

- Das linke Bein nach vorne ausstrecken, die Ferse aufstellen und den Fuß flexen.
- **Einatmen:** mit dem Becken vor die Sitzbeinhöcker rollen, den Brustkorb öffnen.
- **Ausatmen:** mit geradem Rücken so weit nach vorne beugen, bis eine Dehnung in der Beinrückseite spürbar ist, soweit in die Dehnung gehen, wie es sich angenehm anfühlt.
- In der Position bleiben und den Atem fließen lassen.
- Sanft aus der Übung herausgehen.

Die Seite wechseln.

Nachspüren:

- Fühle ich jetzt mehr Länge in den Beinrückseiten?
- Spüre ich mehr Wärme in den Beinrückseiten?
- Wo spüre ich die Übung mehr? In den Waden oder in den Oberschenkeln?

Achtung: bei Schmerzäußerungen.

1

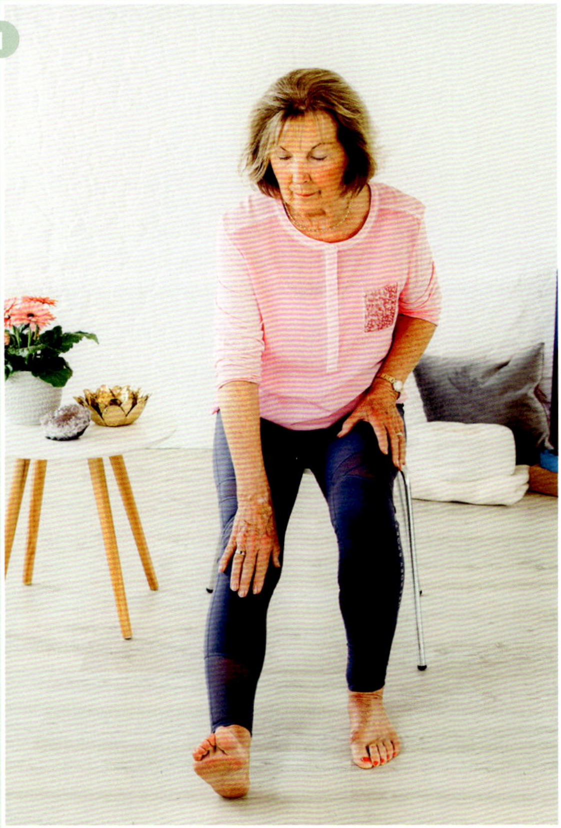

2

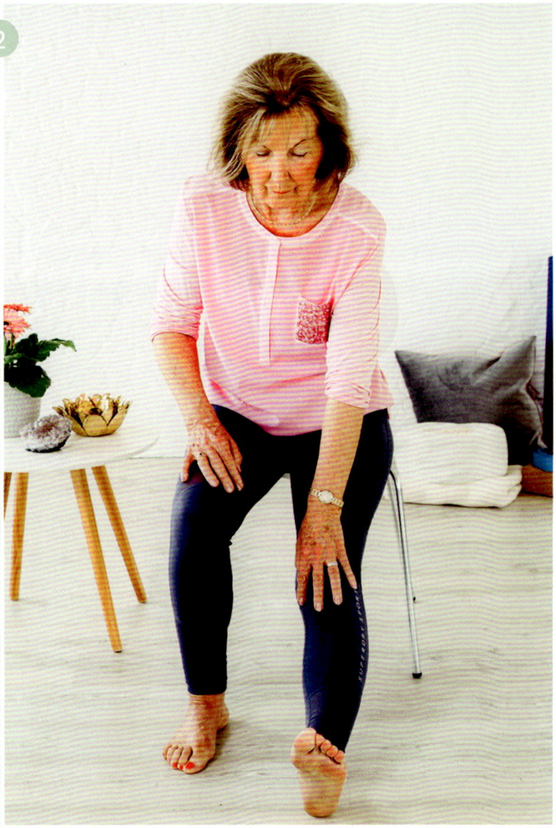

3

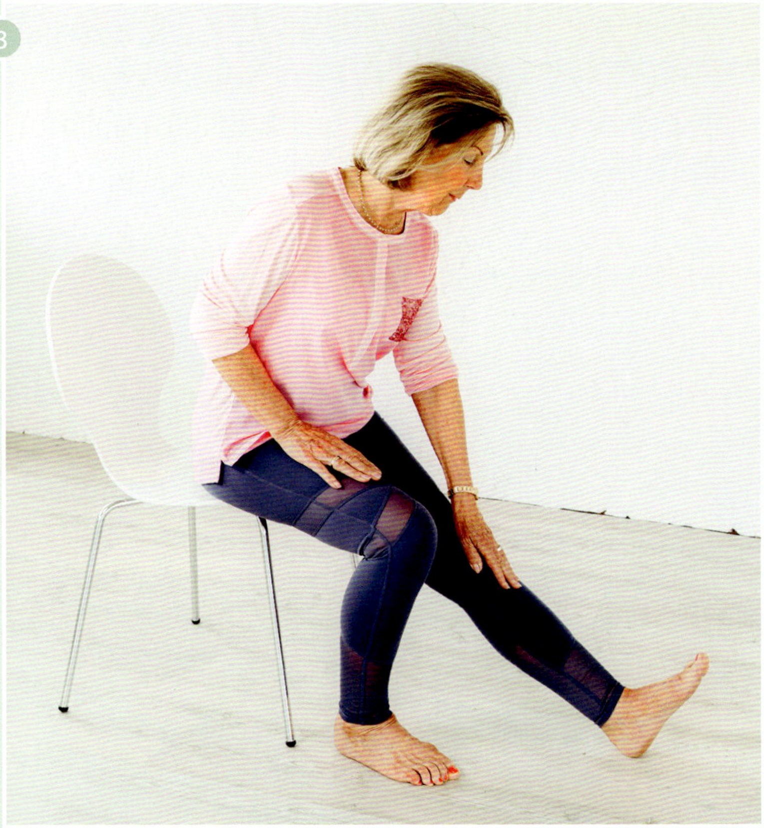

Bein-Fuß-Wippe

Dauer: ca. 15 Wiederholungen

Wirkung:

Kräftigung der Wadenmuskulatur, Aktivierung der Venen-Muskelpumpe, Dehnung der Patellasehne, Beinvenenthrombose Prophylaxe.

Anleitung:

Die Ausgangsposition einnehmen, Füße stehen normal auf (s. Foto 1).

- **Einatmen:** die Fersen anheben, soweit wie es geht (s. Foto 2).
- **Ausatmen:** die Fersen wieder senken und die Zehen anheben, soweit es geht (s. Foto 3).

Nachspüren:

- Spüre ich meine Waden jetzt intensiver?
- Wie fühlen sich meine Füße an?

Achtung: Bei Schmerzäußerungen, bei einer schon vorhandenen Beinthrombose

1

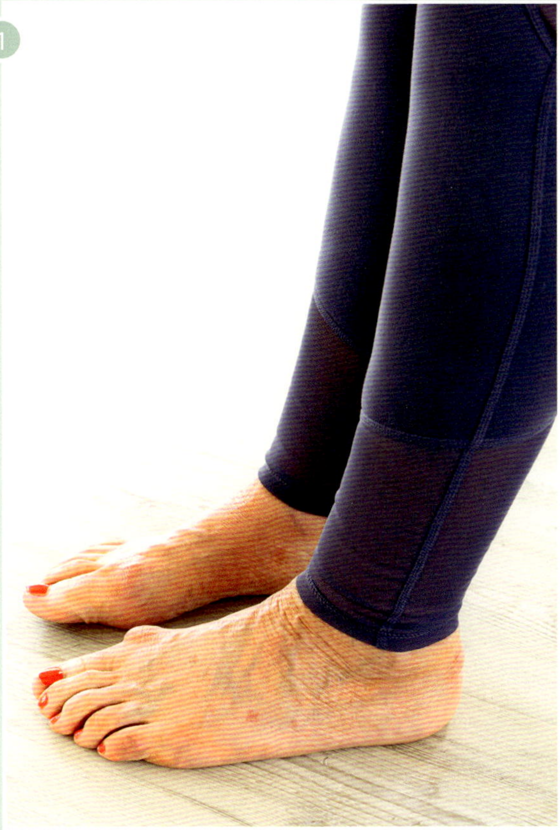

2

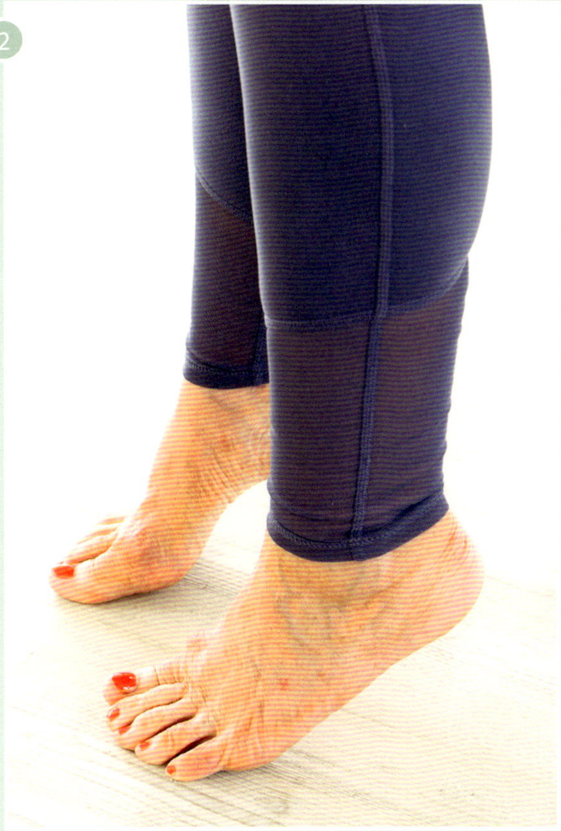

3

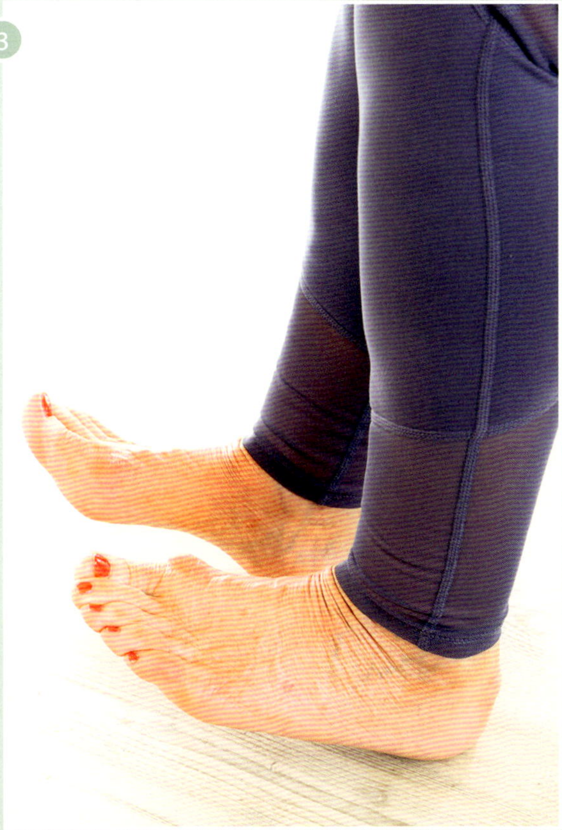

Kreisen der Fußgelenke

Dauer: ca. 10 Wiederholungen pro Richtung und Seite

Wirkung:

Mobilisierung der Fußgelenke.

Anleitung:

Entspannt auf dem Stuhl zurücklehnen.

- Den Atem während der Übung einfach fließen lassen.
- Das linke Bein etwas anheben und anfangen, den Fuß in eine Richtung zu kreisen.
- Dann die Richtung wechseln.
- Die Seite wechseln.
- Die Füße wieder abstellen.

Tipp: Zur Steigerung der Koordination Übung mit beiden Füßen gleichzeitig ausführen.

Nachspüren:

- Nach dem ersten Fuß kann schon einmal nachgespürt werden, um den Unterschied zwischen dem schon mobilisierten Fuß und dem anderen wahrzunehmen.
- Fühle ich den Unterschied, ist das linke Bein wärmer, kribbelt es?
- Nach der ganzen Übung noch einmal mit beiden Beinen nachspüren.

Achtung: Bei Schmerzäußerungen.

1

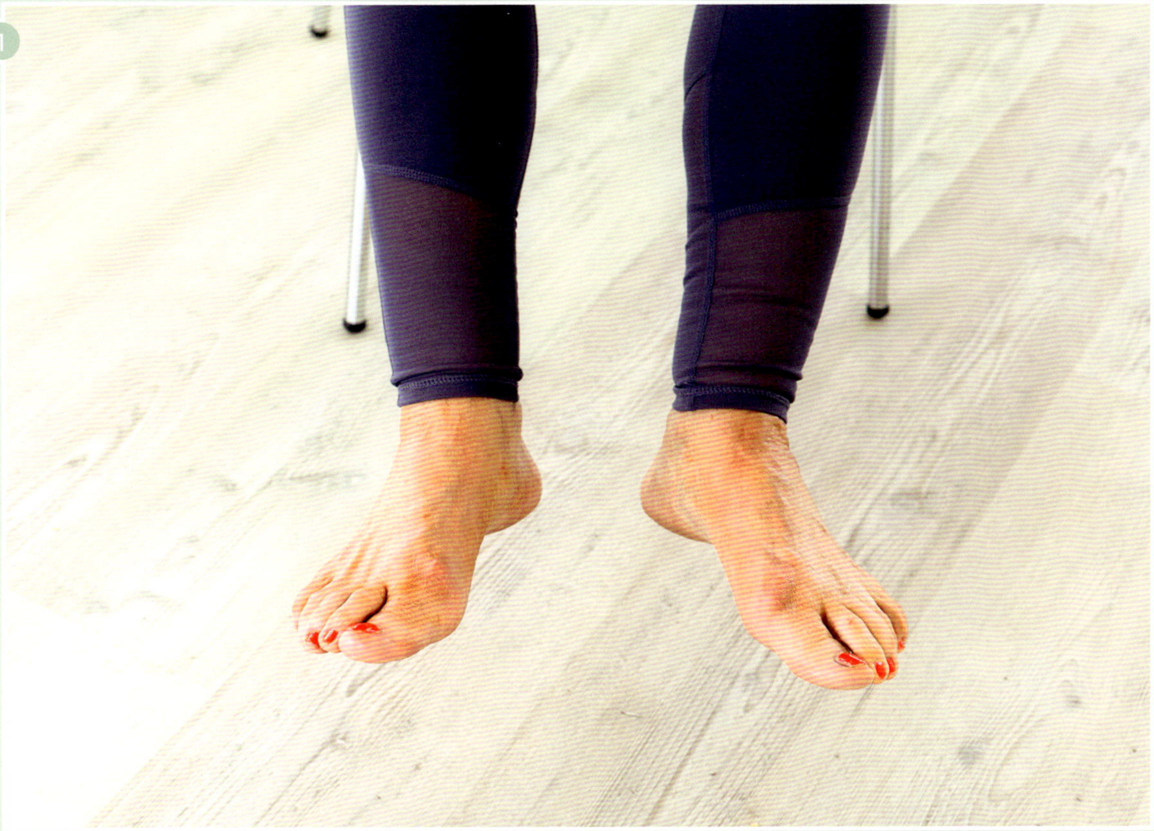

3

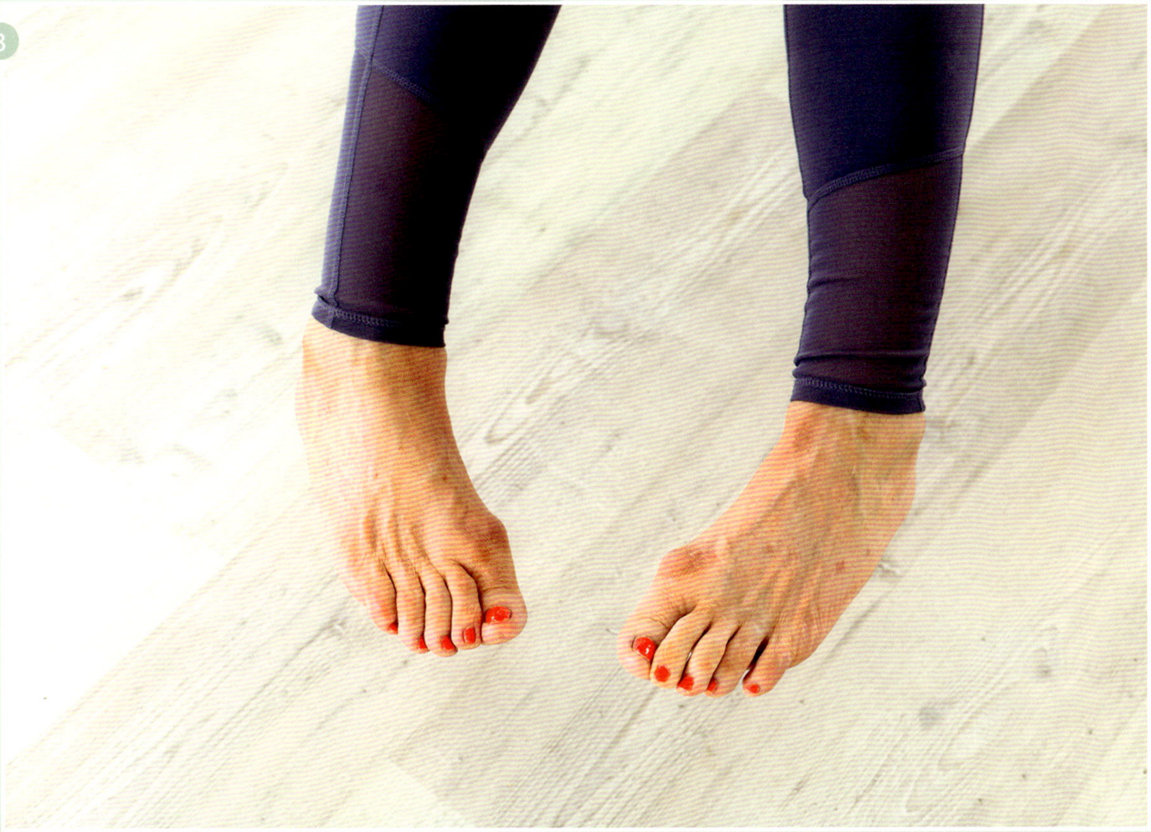

1

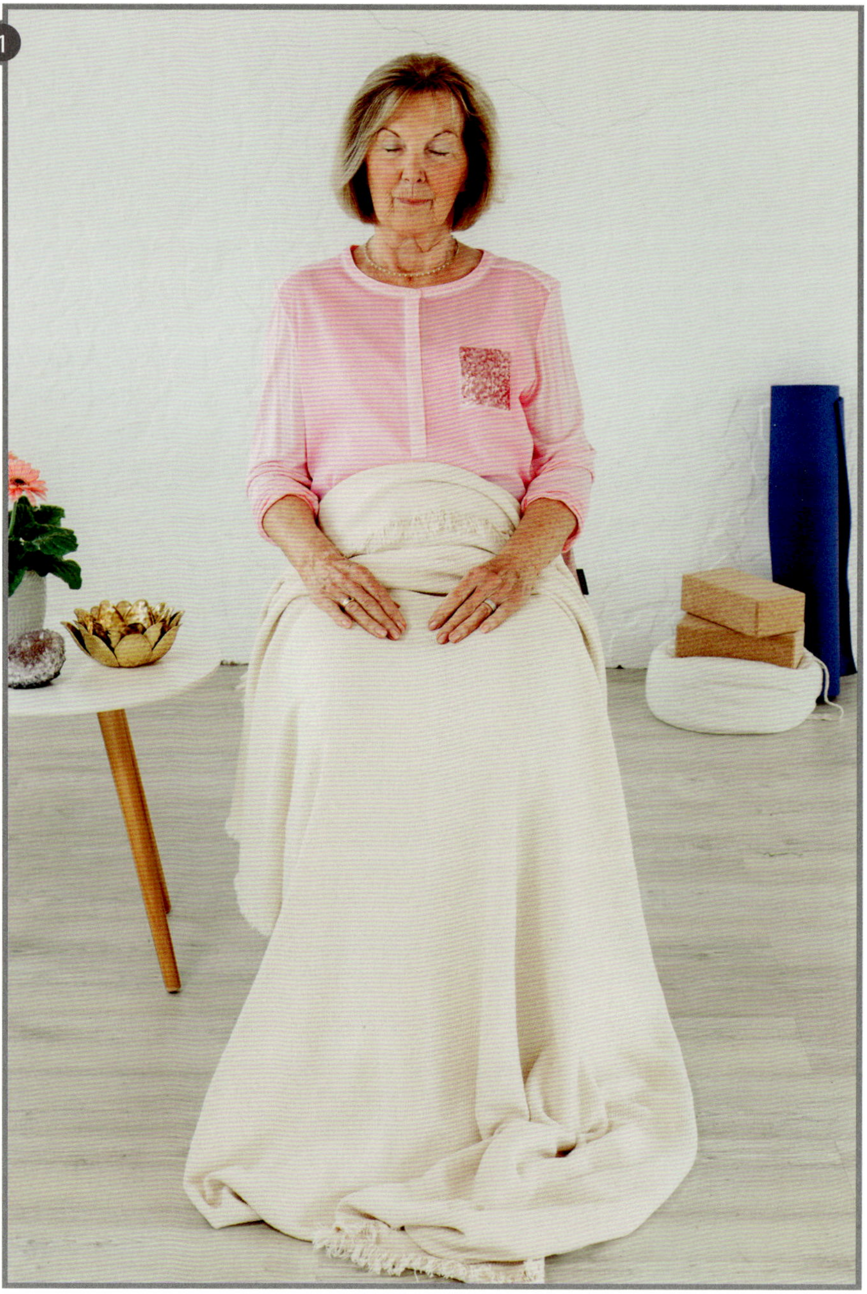

Die Endentspannung

Nun darf es sich der Teilnehmer auf seinem Stuhl gemütlich machen. Gerne dürfen nun auch noch Kissen und Decken zur Unterstützung hinzugenommen werden.

Die Füße können ausgestreckt oder aufgestellt sein, die Arme liegen z. B. locker auf den Oberschenkeln, die Hände sind verschränkt oder hängen locker neben dem Körper.

Nun noch einmal tief Ein- und Ausatmen, um danach den Atem ganz natürlich fließen zu lassen.

Nun wird die Körperwahrnehmungsübung, die am Anfang der Stunde stand, wiederholt.

Stellen Sie mit ruhiger Stimme die Frage so, dass der Teilnehmende sich innerlich selbst fragt und seinen Körper bewusst wahrnimmt.

- Wie fühlen sich meine Füße nun an?
- Wie fühlen sich meine Beine nun an?
- Wie fühlt sich mein Gesäß nun an?
- Wie fühlt sich mein Bauch nun an?
- Wie fühlt sich mein Rücken nun an?
- Wie fühlen sich meine Schulter, Arme, Hände und Finger nun an?
- Wie fühlt sich mein Kopf nun an?

Kann ich eine Veränderung gegenüber dem Anfang der Stunde feststellen? Fühle ich mich beweglicher, wärmer oder leichter?

Lassen Sie zwischen den einzelnen Körperteilen ein paar Atemzüge verstreichen, um dem Teilnehmenden die Zeit zu geben in sich hineinzufühlen.

Nun wird noch einmal tief ein- und ausgeatmet.

Danach können die Teilnehmenden ihre Augen wieder langsam öffnen und sich recken und strecken, so als wenn sie morgens aus dem Bett kommen würden. Es darf gerne gegähnt oder tief geseufzt werden.

Dann setzen sich die Teilnehmer:innen noch einmal aufrecht hin, nehmen die Hände vor sich in die Gebetshaltung und dann sprechen Sie vor und die Teilnehmer sprechen nach.

„Ich danke mir dafür, dass ich mich um meinen Körper, meinen Geist und meine Seele gekümmert habe. Ganz besonderer Dank gilt meinem Körper. Auch wenn er nicht immer so mitmacht, wie ich mir das wünsche, gibt er doch jeden Tag sein Bestes für mich."

Zur Verabschiedung sagen Sie entweder nur Danke schön oder das aus dem Sanskrit stammende Wort Namaste (das Göttliche in mir grüßt das Göttliche in dir).

Diese Übung kann wieder ca. fünf bis zehn Minuten dauern.

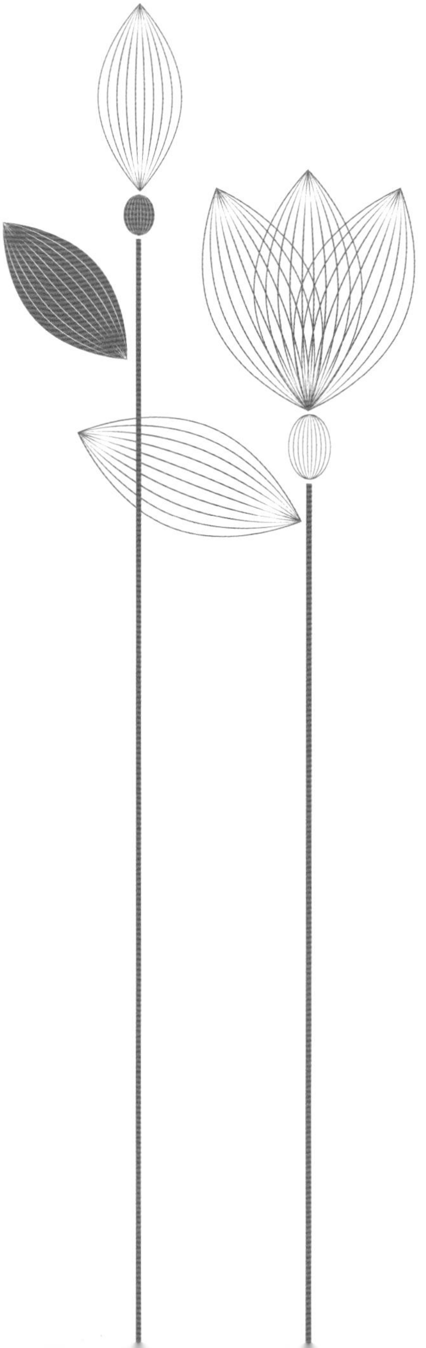

Übungseinheiten gestalten

Hier ein paar Beispiele für Übungsabfolgen. Sie können hier die Übungen raussuchen, die für Sie und Ihre Teilnehmer:innen passen.

Zehn-Minuten-Yogaeinheit

1. Kurze Anfangsentspannung
2. Mobilisation der Nackenmuskulatur
3. Schulter kreisen
4. Katze Kuh
5. Kreisen der Fußgelenke
6. Kurze Endentspannung

Zwanzig-Minuten-Yogaeinheit

1. Kurze Anfangsentspannung
2. Schulter kreisen
3. Arme kreisen
4. Katze Kuh
5. Drehsitz
6. Dehnung der Hände und Unterarme
7. Handgelenke kreisen
8. Schinkengang
9. Bein-Fuß-Wippe
10. Endentspannung

Dreißig-Minuten-Yogaeinheit

1. Anfangsentspannung
2. Mobilisation der Nackenmuskulatur
3. Schulterkreisen
4. Armkreisen
5. Lotusblüte
6. Dehnung der Hände und Unterarme
7. Finger spreizen und ballen
8. Sufikreisen
9. Beckenmobilisation
10. Schinkengang
11. Hoppe-hoppe Reiter
12. Dehnung der Beinrückseiten

13. Kreisen der Fußgelenke
14. Endentspannung

Hilfsmittel

Sie können für Ihren Unterricht unterschiedliche Hilfsmittel nutzen. Ich nutze diese in der Regel nur nach Bedarf und versuche, meinen Unterricht weitestgehend ohne Hilfsmittel zu gestalten, um ihn unkompliziert organisieren zu können.

Hier eine Liste von Hilfsmitteln, die zum Einsatz kommen können:

Yogablöcke:
Falls die Füße im Sitzen nicht den Boden berühren, können Blöcke aber auch eine Physiomatte den Teilnehmer hierbei unterstützen.

Yogagurt:
Beispielsweise bei Dehnübungen.

Kissen und Decken:
Zur Unterstützung des Rückens im Sitzen. Zum Zudecken bei der Endentspannung.

Yogamatte:
Eventuell unter den Stuhl legen, damit der Stuhl mehr Standfähigkeit hat.

Der Fantasie sind hierbei keine Grenzen gesetzt. Nutzen Sie alles, was Ihre Yogastunde erleichtert/bereichert.

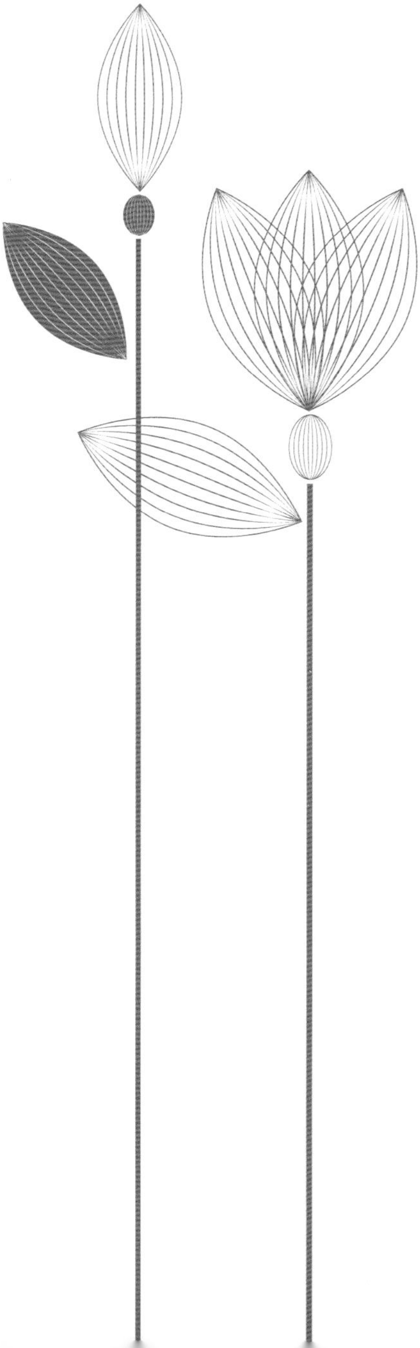

Autorin

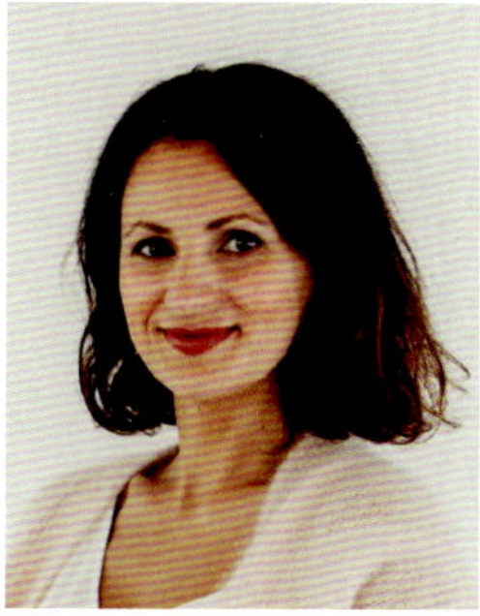

Mirjam Michaelis ist examinierte Altenpflegerin und Yogalehrerin spezialisiert auf Yoga auf dem Stuhl. Die Autorin lebt mit ihrem Mann und ihrer Hündin an der Ostseeküste Schleswig-Holsteins.

Lange war sie als Medizinprodukteberaterin tätig und schulte Krankenhaus- und Pflegeheimpersonal. Aufgrund eigener Rückenbeschwerden fand sie zum Yoga und war sofort von der Wirkung überzeugt. Der ganzheitliche Ansatz und die sanften Bewegungen waren das, was sie dazu bewegte, diese Lehre auch den Menschen zukommen zu lassen, die es nicht mehr auf die Yogamatte schaffen.

Seit ihrer Ausbildung zu Yogalehrerin und einer Zusatzausbildung im Yoga auf dem Stuhl, unterrichtet sie in Pflegeheimen, Rehakliniken und Krankenhäusern. Mit diesem Buch möchte sie Ihnen dieses Thema praxisnah und einfach erklärt näherbringen und ihre Freude am Yoga auf dem Stuhl teilen.